# HYGIÈNE

## MILITAIRE

CASERNEMENT — CHAUFFAGE — BAINS — ALIMENTATION

APERÇU COMPARATIF

## DU RÉGIME ALIMENTAIRE

DANS LES ARMÉES D'EUROPE

### HYGIÈNE MORALE

PAR

## LE DOCTEUR J. DOUILLOT,

MÉDECIN MAJOR DE 1re CLASSE AU 24e RÉGIMENT DE LIGNE,

CHEVALIER DE LA LÉGION D'HONNEUR.

PARIS

LIBRAIRIE DE LA MÉDECINE, DE LA CHIRURGIE ET DE LA PHARMACIE MILITAIRES

VICTOR ROZIER, ÉDITEUR,

RUE DE VAUGIRARD, 75.

1869

# HYGIÈNE MILITAIRE

CAMBRAI. — IMPRIMERIE DE RÉGNIER-FAREZ.

# HYGIÈNE

## MILITAIRE

CASERNEMENT — CHAUFFAGE — BAINS — ALIMENTATION

APERÇU COMPARATIF

## DU RÉGIME ALIMENTAIRE

DANS LES ARMÉES D'EUROPE

### HYGIÈNE MORALE

PAR

## LE DOCTEUR J. DOUILLOT,

MÉDECIN MAJOR DE 1re CLASSE AU 24e RÉGIMENT DE LIGNE,
CHEVALIER DE LA LÉGION D'HONNEUR.

———o—⊖—o———

## PARIS

LIBRAIRIE DE LA MÉDECINE, DE LA CHIRURGIE ET DE LA PHARMACIE MILITAIRES

VICTOR ROZIER, ÉDITEUR,

RUE DE VAUGIRARD, 75.

—

1869

Ce n'est point un traité d'hygiène militaire que nous publions.

Pareille œuvre exigerait, outre des recherches peu compatibles avec notre vie nomade, un talent que nous sommes loin de posséder.

Seulement, pendant quinze années de notre carrière passées dans le service régimentaire (infanterie, cavalerie, artillerie, troupes de ligne et de la garde impériale), nous avons été appelé, comme tous nos collègues de la médecine militaire, à con-

signer dans les rapports d'inspection générale nos observations sur l'hygiène du soldat
et à indiquer les améliorations dont cette
hygiène est susceptible.

Ces observations et ces vœux, nous les
résumons aujourd'hui.

Notre argumentation principale est la
suivante :

En présence des progrès considérables
accomplis dans l'hygiène publique et privée, n'est-il pas juste de faire participer
l'armée à ces progrès dans une mesure plus
large que celle qui est déterminée par les
allocations du budget?

Certaines améliorations surtout n'ap-
pellent-elles point une réalisation immé-
diate, en raison des changements considérables survenus dans les conditions
économiques de la vie matérielle?

Enfin, nous serions heureux que notre exemple déterminât plusieurs de nos collègues à publier leurs observations sur le même sujet, pour les soumettre, comme nous, à la haute appréciation de Son Excellence monsieur le ministre de la guerre, qui seul a mission de les accueillir et pouvoir de les faire accepter.

# I

## PROGRÈS DE L'HYGIÈNE.

# HYGIÈNE MILITAIRE

## I

### PROGRÈS DE L'HYGIÈNE.

Notre génération, éblouie par des découvertes merveilleuses, captivée par des progrès immédiatement applicables à ses besoins ou à ses jouissances, assiste presque indifférente, nous allions dire inconsciente, aux progrès qui ont été accomplis en hygiène et qui ont résolu un problème de la plus haute importance, la prolongation de la vie humaine.

Malgré cette indifférence, que nous croyons in-

volontaire, il est certain que les habitudes hygiéniques pénètrent insensiblement dans la vie privée et y prennent chaque jour une place plus marquée.

Le mérite en revient surtout à l'autorité supérieure, qui non seulement a érigé l'hygiène en loi
pour tout ce qui émane de son initiative et pour
tout ce qui est placé sous sa surveillance directe,
mais qui cherche encore à en propager les règles
dans toutes les classes de la société.

Examinons brièvement les progrès accomplis.

### 1° VOIES ET HABITATIONS.

Nous devons une mention favorable toute spéciale à l'édilité parisienne, qui depuis plusieurs
années, mais surtout depuis les vingt dernières, a
opéré de véritables prodiges.

La cité, percée dans tous les sens de rues droites
et larges, d'avenues et de boulevards spacieux,
reçoit de toute part l'air, la lumière et la chaleur.

Le système d'égouts, grâce à une canalisation

souterraine multipliée à l'infini et véritablement grandiose, ne permet à aucun liquide altéré, à aucune immondice, de séjourner sur la voie publique ou dans les habitations.

Des arbres, plantés partout où la largeur de la voie le permet, de nombreux squares et quatre immenses parcs, placés aux quatre points cardinaux (bois de Boulogne, bois de Vincennes, buttes Chaumont et plaine de Montsouris), fournissent non seulement des promenades aussi utiles qu'agréables, mais encore interviennent puissamment dans la purification de l'air.

Personne n'ignore, en effet, le rôle important que remplissent les parties vertes des végétaux, en s'emparant du carbone de l'acide carbonique et en restituant l'oxygène à l'air ambiant.

L'arrosage et le balayage ne laissent rien à désirer.

L'eau, prise à tant de sources, fournit à tous les besoins publics et particuliers, et sera bientôt aussi abondante à Paris qu'elle l'était à Rome, qui nous a laissé en ce genre de véritables monuments attestant sa grandeur.

Les industries nuisibles se sont vues reléguées dans la banlieue.

Le service des vidanges a été convenablement organisé.

Tous les établissements d'intérêt public, tels que ministères, mairies, écoles, casernes, hôpitaux, abattoirs, etc., sont maintenant édifiés de façon à réaliser toutes les données de l'hygiène.

Enfin, la commission des logements insalubres exige dans les anciennes maisons les modifications réclamées par l'hygiène, intervient dans les constructions nouvelles, et applique un œil vigilant à toutes les infractions commises contre la salubrité.

Sans doute, il reste quelque chose à faire, mais la commission a agi dans la mesure du possible.

Avec le temps on peut espérer qu'on verra disparaître les inconvénients suivants :

Il est encore bien des maisons dont les appartements n'ont pas une capacité suffisante ; nous avons vu quelques logements de concierges dont les dimensions sont trop restreintes et compromettent évidemment la santé des intéressés.

Nous voudrions surtout que cette partie des habitations, à laquelle on a donné le singulier nom d'entresol, fût supprimée de la façon la plus expresse, car cet entresol est certainement beaucoup plus insalubre que les mansardes qui, si elles sont aussi ou même plus exiguës, reçoivent au moins pour compensation une aération et une ventilation ne laissant rien à désirer.

A l'exemple de Paris, les villes de province entreprennent aussi de sérieux travaux d'assainissement.

Elles se préoccupent surtout de la question des eaux.

D'exemple en exemple, de proche en proche, il est donc permis d'espérer que dans un temps peu éloigné les modifications les plus indispensables pénètreront dans les plus petites localités.

## 2° ALIMENTATION.

L'amélioration dans l'alimentation a précédé celle du logement.

En effet, si l'on a invoqué bien des causes pour expliquer le renchérissement de tout ce qui sert à la nourriture, nous pensons qu'on n'insiste pas assez sur la principale à notre avis, c'est-à-dire sur le nombre des consommateurs si considérablement accru.

Autrefois, le cultivateur et le vigneron portaient à la ville à peu près tout ce qu'ils produisaient, et ce n'était qu'aux jours de fête qu'ils réclamaient une modeste part de leurs propres richesses.

L'ouvrier des villes vivait de son côté avec une grande frugalité.

La viande et le vin n'étaient donc consommés que par le petit nombre.

Aujourd'hui, on les voit sur la table la plus ordinaire.

Ce que nous venons de dire des deux éléments principaux de la nourriture s'applique au reste des matières alimentaires.

C'est ainsi que le chocolat, le café pur ou mélangé avec le lait, la volaille, les poissons de mer si variés, sont devenus d'un usage général.

Au point de vue économique, il est évident

qu'une petite minorité de la société a souffert de cette transformation, nous voulons parler du fonctionnaire et du rentier, dont les ressources n'ont pas augmenté dans la même proportion que le renchérissement des vivres.

Mais, comme cette tranformation s'est faite au profit de la très-grande majorité, on ne peut que s'en féliciter.

### 3° VÊTEMENTS.

On ne faisait pas grande différence autrefois entre les vêtements d'hiver et les vêtements d'été.

Les fourrures, les manteaux, n'étaient portés que par les classes riches.

Les caleçons, les gilets de flanelle, étaient à peine connus.

Or, le bon sens indique que dans des régions comme le centre et le nord de la France, où l'on subit des différences de température considérables, il est indispensable d'approprier les vêtements à ces températures diverses.

Nos contrées du midi sont elles-mêmes soumises à des transitions de température qui exigent impérieusement qu'on en tienne compte pour se vêtir.

Aujourd'hui, nous voyons toutes les classes faire un usage judicieux de vêtements légers et de couleurs claires en été, de vêtements épais et de couleurs sombres en hiver.

Si l'on a trop souvent l'occasion de critiquer quelques écarts à cette loi, ce sont uniquement les exigences de la mode qu'il faut accuser.

## 4° CHAUFFAGE.

Le combustible n'a manqué en aucun temps à la France, qui possède de nombreuses forêts, et l'on peut dire que la population n'a jamais souffert sous ce rapport.

Cependant, nous avons le droit d'affirmer que maintenant on est mieux chauffé.

Le charbon de terre, qui jadis n'était guère connu que dans le voisinage des houillères, est presque partout en usage, tantôt seul, tantôt mélangé avec le bois.

Le coke fournit aussi un contingent précieux.

Houille et coke, on le sait, possèdent une puissance calorifique considérable.

Mais c'est l'indroduction des calorifères qui a constitué le plus grand progrès.

Avec une dépense moindre, on échauffe une maison entière dans tous ses détails d'une façon plus douce et plus uniforme, ce qui empêche les conséquences fâcheuses des transitions trop brusques de température auxquelles on s'expose, soit en sortant de son logis, soit en passant d'une chambre plus ou moins chaude dans une pièce froide.

### 5° BAINS.

L'administration et les particuliers qui comprennent toute l'importance des bains au point de vue de la santé, ont pris l'initiative dans quelques grandes villes et dans quelques grands établissements industriels pour forcer la classe ouvrière et même la classe pauvre à faire usage de bains.

Toutefois, nous devons avouer que cet usage est loin d'avoir pris l'extension que nous souhaitons en raison de sa grande utilité, sur laquelle nous reviendrons plus loin.

# II

RÉSULTATS DES PROGRÈS DE L'HYGIÈNE.

# II

## RÉSULTATS DES PROGRÈS DE L'HYGIÈNE.

Les résultats dus à ces progrès de l'hygiène ont été considérables.

D'abord, nous ne voyons plus ces épidémies fréquentes, qui, sévissant autrefois sur des populations agglomérées sans aucun souci des plus simples notions d'hygiène, mal vêtues, mal chauffées, n'ayant qu'une nourriture insuffisante, trouvaient de si faciles et de si nombreuses victimes.

Les auteurs mentionnent pour la France les épidémies suivantes :

1° La *peste* ou *typhus d'Orient* : plusieurs apparitions, dont la 1<sup>re</sup> en 540; dont la plus terrible, appelée *peste noire,* régna de 1347 à 1349 et enleva 378,400 personnes (80,000 à Paris), dont la dernière, en 1720, enleva en Provence 84,719 individus ;

2° Le *feu sacré* ou *mal des ardents* (espèce d'ergotisme gangréneux), dans les X<sup>e</sup>, XI<sup>e</sup> et XII<sup>e</sup> siècles ;

3° La *lèpre,* introduite par les sarrazins, et plus tard rapportée de nouveau par les croisés.

4° Le *typhus* ou *peste de Hongrie :* plusieurs épidémies dans le XVII<sup>e</sup> siècle; au XVIII<sup>e</sup>, grand typhus dans les armées française et prussienne; le même qui sévit, en 1855, sur notre armée d'Orient, fut importé à Marseille par les évacuations de nos ambulances, et cependant ne pénétra ni dans la ville ni dans le voisinage, grâce à la stricte observance des lois hygiéniques.

5° Le *trousse-galant,* peste de 1545, supposée avoir eu une grande analogie avec le choléra.

6° Enfin, d'autres épidémies de variole, de dyssenterie, d'ophthalmie, de grippe, de pneumonie.

De nos jours, sans doute nous avons payé un

trop lourd tribut au choléra, qui a fait sa première apparition parmi nous en 1832.

Mais déjà la violence du fléau asiatique a beaucoup diminué, et nous n'hésitons pas à attribuer ce résultat à tous les moyens prophylactiques mis en usage par l'autorité, et à la résistance plus grande qu'apporte la population, en raison de conditions meilleures sous tous les rapports.

Si l'on pouvait en douter, nous n'aurions qu'à citer les épidémies du Bengale, où le choléra fait des vides épouvantables parmi les populations hindoue et musulmane si misérables, qui n'opposent au fléau que la résignation et l'apathie du fatalisme.

Nous n'aurions qu'à montrer les ravages du choléra, frappant par milliers les pèlerins de la Mecque qui accomplissent leur voyage dans les plus déplorables conditions matérielles; dépeuplant, en 1867, l'Algérie française, dont les indigènes n'ont pour résister à l'épidémie que des constitutions épuisées par la famine.

Enfin, nous trouverions un argument trop convaincant dans le typhus qui, en 1867-68, a succédé

au choléra et a fait plus de 200,000 victimes
chez les Arabes du territoire militaire, réduits
à la plus grande détresse et donnant plusieurs
fois à l'Europe épouvantée le spectacle d'anthro-
pophages.

Quant aux endémies, il est incontestable que
l'hygiène a lutté contre elles avec plus de succès
encore.

Car si les épidémies sont destinées, comme nous
le croyons, à conserver une inconnue dans leurs
causes et dans leur prophylaxie, les endémies, au
contraire, devront s'atténuer de jour en jour.

Déjà les progrès de l'hygiène et de la civilisation
ont considérablement diminué la fréquence du
scorbut, de l'icthyose, de la gale et des dartres.

Les trois grandes endémies qui règnent en
France sont les scrofules, la fièvre intermittente et
la fièvre typhoïde.

Toutes les manifestations de la scrofule se sont
déjà sérieusement atténuées dans notre population,
grâce à tout ce qui est mis en œuvre pour fortifier
la constitution.

Ainsi, l'œil du public est bien moins affligé

qu'autrefois par la vue de toutes les victimes du rachitisme.

Les fièvres intermittentes qui ont fait pendant si longtemps de la Brenne, de la Bresse, de la Sologne, des Dombes et des Landes, sans parler d'autres foyers marécageux partiels, des contrées déshéritées, reculent chaque jour devant l'assainissement et la culture ; la Sologne principalement doit à l'initiative de l'Empereur et de ceux qui désirent lui être agréables une transformation des plus heureuses.

Les fièvres typhoïdes ont perdu de leur fréquence et de leur gravité, et cela parce qu'on a opposé à cette affection le remède le plus efficace, les soins hygiéniques, qui sont en même temps la meilleure prophylaxie.

Pour comprendre combien cette maladie faisait autrefois de ravages, il ne faut pas oublier qu'elle est restée dans les souvenirs de la France sous le nom de *fièvre putride, fièvre maligne.*

Enfin, conséquence de la plus haute importance, la vie moyenne a augmenté de cinq ans et demi, ainsi que le constate la statistique de la France, publiée par le ministère de l'agriculture et du commerce (période de 1850 à 1855).

C'est là un résultat d'autant plus considérable, que le luxe, marchant parallèlement avec l'hygiène, a pris des proportions très-vastes et produit de fâcheux effets dont nous devons dire quelques mots.

Par luxe, nous n'entendons pas seulement celui qui se traduit par tout ce qui a trait au bien-être et au confort, nous avons surtout en vue les changements considérables qui se sont introduits dans les mœurs publiques, qui ont modifié radicalement la société actuelle, et que nous demanderons la permission d'appeler luxe *moral*, par opposition au luxe matériel.

Sans doute, ce dernier n'est pas lui-même exempt d'inconvénients.

Ainsi, les raffinements de la table, auxquels tant de monde aspire, doivent entrer pour une bonne part dans la cause des affections si diverses qui intéressent l'estomac.

Pour réveiller la sensibilité de cet organe, la cuisine moderne a recours à tous les condiments connus, à toute la famille des épices.

Si vous ajoutez à cet excès d'aliments la grande variété des vins, sans laquelle aucune table qui *se respecte* ne peut être servie, vous comprendrez sans peine que l'estomac surmené ouvrira la porte à bien des lésions et à des souffrances, et réagira d'une façon pernicieuse sur le cerveau.

Vous avez de plus à redouter toutes les conséquences de la pléthore sanguine, qu'engendre une nourriture substantielle.

Mais enfin, les inconvénients d'une table trop luxeuse n'atteignent qu'une catégorie peu nombreuse d'individus qui s'y exposent volontairement.

Mais ce qu'il y a de fatal, ce qui s'impose à tous, ce sont les raffinements de notre civilisation, qui ont exercé une influence lente, graduelle et considérable sur nos habitudes sociales, et par suite sur notre organisme.

En première ligne, les cafés et les cercles ont amené une véritable révolution dans les mœurs publiques.

Nous n'avons pas à interroger ici les résultats

2.

que ces établissements ont pu produire dans la vie de famille.

Mais le médecin est autorisé à insister sur les conséquences fâcheuses que cette innovation a apportées dans la santé.

Certes, nous admettons volontiers que ce n'est pas le désir de boire qui conduit tout d'abord au café ou au cercle, mais bien l'attrait d'une réunion avec des amis ou des collègues, l'attrait des nouvelles politiques ou l'attrait du jeu.

Seulement, beaucoup y contractent par une pente insensible, mais fatale, l'habitude de boire et précisément les liquides les plus nuisibles.

C'est ainsi que s'est introduit l'usage si considérable de l'absinthe, des autres liqueurs, l'abus immodéré du tabac.

Constatons en même temps tout ce qu'a de contraire aux conditions d'une bonne santé le séjour, pendant plusieurs heures, dans une atmosphère viciée par le nombre, par la chaleur, par l'éclairage, par la vapeur de tabac.

Ce sont enfin les cafés et les cercles qui ont donné une fâcheuse extension aux habitudes du jeu, lequel a envahi toutes les classes.

D'autre part, si l'instruction, qui se répand de plus en plus dans les masses, réalise un progrès social considérable, elle a en même temps pour résultat d'intéresser trop vivement toutes les classes à la chose publique.

Aussi les révolutions politiques si fréquentes qui ont changé violemment les existences, élevant les unes, précipitant les autres ; les idées nouvelles d'égalité et d'émancipation générale ; un désir immodéré des richesses ; les spéculations de la bourse, substituant à la propriété territoriale les valeurs industrielles qui déplacent à chaque heure les fortunes ; voilà tout autant de causes qui ont surexcité outre mesure les cerveaux.

Nous devons encore mentionner l'abus prématuré et permanent des plaisirs qu'autrefois on recherchait presque exclusivement dans le mariage.

Enfin, nous citerons chez les femmes l'habitude d'une vie frivole par excellence, n'aspirant qu'aux jouissances du luxe sous toutes les formes, l'habitude de délaisser le foyer domestique pour demander au monde ses plaisirs si énervants ; l'éduca-

tion des enfants, des filles principalement, dirigée
presque exclusivement vers la vie extérieure et les
distractions.

Ce sont donc toutes ces causes qui mettent le
système nerveux continuellement aux prises avec
des excitations extérieures et font de notre organisme un instrument, dont la corde, violemment
tendue, vibre sans cesse et porte une sensibilité
maladive dans tous nos organes.

Aussi, voyez combien le delirium tremens, les
formes diverses de l'aliénation mentale, le suicide,
l'anémie et la chlorose font depuis quelques années
de victimes !

Combien de névroses ont tristement enrichi le
domaine médical !

Ces névroses, affections dont le médecin, le scal-
pel à la main, ne trouvera nulle trace, nul caractère anatomique ; et cependant affections bien
réelles, car elles déterminent des souffrances véritables, affections d'autant plus redoutables, qu'elles
échappent à peu près à toute médication, puisqu'il
est impossible de supprimer la cause qui les produit !

Et pour les maladies qui ont un corps, qui ont leur siége dans une lésion organique, le même élément nerveux, devenu si impressionnable, apporte une influence considérable et fâcheuse dans leur marche et leur fin.

Eh bien, malgré toutes ces causes déprimantes, malgré cette dépense nerveuse si considérable que fait notre génération au détriment de sa santé et de sa tranquillité morale, la vie moyenne, comme nous l'avons dit, a augmenté de plus de cinq ans.

On ne peut donc point douter que ce résultat ne soit dû au progrès de l'hygiène, et qu'il serait encore plus considérable, si l'éducation que nous donnons à l'enfance et à la jeunesse savait, en équilibrant dans une juste mesure le développement des forces physiques et celui des forces cérébrales, prévenir les excès de ces dernières.

Aussi, nous sommes heureux de signaler ce que l'ancien ministre de l'instruction publique, M. Duruy, a prescrit pour l'hygiène de la partie la plus intéressante de notre génération, nous voulons parler de la jeunesse des colléges.

La sollicitude de M. le ministre, embrassant les

détails les plus divers, a voulu que tous les progrès réalisables pour l'alimentation, pour l'aération des locaux, pour la gymnastique, pour les promenades et les récréations, fussent mis à l'essai et adoptés définitivement, s'il y a lieu.

Les exercices militaires qui font partie du programme nouveau des lycées ne peuvent que contribuer à fortifier le système musculaire.

Le but recherché est d'autant plus utile, que ces améliorations feront équilibre au véritable déchet qui se produit au détriment de la constitution générale par l'excès d'innervation que nous avons signalé.

# III

## APPLICATION A L'ARMÉE DES PROGRÈS DE L'HYGIÈNE.

# III

## APPLICATION A L'ARMÉE DES PROGRÈS
## DE L'HYGIÈNE.

Puisqu'il nous a été facile de prouver que toutes les classes de la société civile ont bénéficié largement des progrès de l'hygiène, nous demandons la permission de revendiquer pour l'armée sa part d'améliorations.

Quelques esprits pourront se récrier en disant : lorsque les appétits matériels envahissent toutes les classes, lorsque le culte du bien-être est érigé en loi, lorsque le luxe énerve les corps et les âmes, il faut du moins que l'armée conserve son exis-

tence modeste et donne à tous un exemple sa-
lutaire.

Si on l'initie à nos mœurs nouvelles, cette armée perdra sa force et son énergie.

Que l'on se rassure.

Nous ne demandons pas pour notre armée les
délices de Capoue.

Nous demandons seulement que le progrès, qui
est la loi des sociétés, qui s'impose à tous dans
tous les temps, pénètre à son tour dans la vie
militaire.

Nous ne solliciterons que des améliorations mo-
destes, améliorations qui, nous espérons le prouver, donneraient plus de vigueur au corps, et le
rendraient par conséquent plus apte à supporter
les épreuves de toute nature qui attendent une
armée en campagne.

Nous demanderons aussi quelques améliorations
au point de vue moral.

Mais d'abord, c'est un devoir pour nous de déclarer que depuis longtemps déjà l'on est entré
largement dans cette voie ; que les divers ministres
qui se sont succédé au département de la guerre

ont réalisé des avantages considérables au profit du soldat; et que, sans nul doute, on serait arrivé à des résultats à peu près complets, si la raison financière n'apportait pas toujours dans la question son redoutable veto.

Dans un remarquable rapport sur les progrès de l'hygiène militaire (Paris, imprimerie impériale, 1867), dû à M. le médecin inspecteur Michel-Lévy, directeur de l'école impériale de médecine militaire, ancien professeur d'hygiène au Val-de-Grâce, il est très-intéressant de parcourir la série des améliorations successivement introduites dans l'armée.

Pour ne citer que les principales, nous indiquerons :

La ventilation et l'aération des casernes substituées à l'air confiné;

Le couchage, qui consiste maintenant en un lit pour chacun, tandis qu'au début ce lit servait pour trois;

Le blutage de la farine du pain de munition, porté de 0 à 20 °/₀, et le froment entrant seul dans sa composition ;

La vaccination ou la revaccination pratiquée au
moins une fois sur tous les militaires ;

La prophylaxie syphilitique obtenue dans la
limite du possible ;

Le service hospitalier organisé d'une manière
irréprochable ;

L'autorité exercée sur les soldats beaucoup plus
paternellement ;

L'instruction des 1er et 2e degrés donnée dans
les corps à tous ceux qui la désirent.

Le même rapport constate que ces progrès de
l'hygiène militaire se traduisent en faveur du
temps présent par une différence sensible dans le
mouvement des hôpitaux et dans la mortalité de
l'armée, ainsi que dans la proportion des condam-
nations pour les délits dits *de droit commun.*

Après toutes ces améliorations, et en présence
d'un budget aussi élevé que celui de la guerre,
comment, objectera-t-on, demander une augmentation de dépenses ?

A cela nous répondrons, d'abord que les résultats acquis sont de nature à encourager, ensuite
que le devoir du médecin militaire est d'indiquer à

l'autorité compétente les améliorations qu'il juge utiles à l'hygiène de l'armée, et que certaines questions ont pour nous un caractère d'urgence.

En troisième lieu, si les améliorations agissent favorablement sur la constitution du soldat, comme il est facile de le préjuger, une économie considérable sera réalisée dans le service hospitalier.

Indiquons donc les remarques que nous avons faites et les demandes qui en sont la conséquence :

## 1° CASERNEMENT.

Dans un grand nombre de villes, ce sont d'anciens couvents qui servent de casernes.

C'est dire que, la plupart du temps, ces bâtiments ne remplissent pas les conditions qu'exige le logement d'un grand nombre d'hommes et de chevaux.

Car les couvents ont été construits à une époque où l'hygiène était chose à peu près inconnue.

Ainsi, l'on voit ces bâtiments tantôt adossés à des terrasses qui leur communiquent une grande humidité, tantôt occupant un emplacement plus bas que le sol environnant ; ou bien ils sont englobés dans un dédale de rues étroites et tortueuses, entourés d'un pâté de maisons qui empêchent toute ventilation.

Nous avons vu pour notre compte un canal, charriant toutes les immodices d'une ville, traverser à ciel ouvert le quartier de cavalerie, et déterminer une épidémie de fièvres typhoïdes sur tous les détachements qui se succédaient.

Quant à la disposition intérieure des appartements, elle viole presque toujours les plus simples règles de la salubrité.

Les anciennes casernes, bâties exclusivement pour leur usage, remplissent-elles mieux les conditions voulues?

Sans doute, elles sont préférables aux bâtiments cités plus haut, mais elles laissent nécessairement à désirer.

Nous citerons pour exemple l'Ecole militaire, dont quelques chambres, situées au rez-de-chaussée, prennent jour uniquement sur un corridor, et sont par conséquent très-insuffisamment aérées.

Et cependant l'Ecole militaire est un modèle pour l'époque.

Quant aux casernes construites depuis une vingtaine d'années, nous reconnaîtrons volontiers le mérite de ce qui a été fait pour réaliser les progrès indiqués en matière d'hygiène.

Seulement, nous demanderons que quand il s'agit d'édifier une caserne, on réclame toujours l'avis d'une commission médicale.

Nous n'avons pas à formuler ici les préceptes qui doivent présider à la construction d'une caserne comme de tout établissement public.

Ces préceptes, d'ailleurs, sont maintenant de notoriété générale et inscrivent en tête de leur programme : *ventilation* et *aération*.

Nous désirons seulement appeler l'attention sur les points suivants :

COURS. — ARBRES. — BANCS.

Les cours devraient être aussi vastes que possible, afin qu'on pût planter des arbres tout autour, garnir de bancs les intervalles de ces arbres, et permettre ainsi aux hommes de se reposer à l'ombre.

En outre, si l'on pouvait ménager, dans les dépendances de la caserne un espace entièrement planté d'arbres, ce serait pour les soldats un véritable bienfait.

Car, si les habitants de la campagne, parmi lesquels se recrute presque exclusivement notre armée, apprécient assez médiocrement les charmes de la verdure, il n'en est plus de même une fois qu'ils en sont privés.

On sait combien l'installation des squares à Paris et dans les villes de province a été favorablement accueillie par toutes les classes de la société.

Dans une caserne, le succès serait au moins aussi grand, car nos soldats, outre l'agrément, y trouveraient un abri très-utile contre les grandes haleurs.

## REZ-DE-CHAUSSÉE.

Il serait très-désirable que le rez-de-chaussée ne fût jamais habité par les hommes : on le réserverait pour les divers magasins, les salles de rapport, d'école, de danse, d'escrime, etc.

Le rez-de-chaussée, en effet, est toujours, quoiqu'on fasse, insalubre; cette vérité, qu'on ne discute même plus pour les habitations civiles, qui cependant peuvent racheter l'inconvénient par d'autres avantages, n'a nul besoin d'être démontrée.

Dans l'armée, plusieurs affections doivent être attribuées à l'humidité du rez-de-chaussée et à son air bien moins pur que celui des étages supérieurs.

Toutefois, s'il y a obligation de l'habiter, il faut observer les précautions suivantes : l'élever à un mètre au-dessus du sol et le superposer à une cave ou à un sous-sol, qu'on pourrait toujours utiliser.

3*

De plus, l'usage des planchers en bois et du bitume intercalé entre la voûte et le plancher doit être adopté sans exception.

Les assises elles-mêmes qui sont intermédiaires entre le sous-sol et le niveau du rez-de-chaussée devraient être recouvertes de bitume, en remplacement du mortier qui les unit habituellement aux assises supérieures.

## ÉCURIES.

Dans les quartiers de cavalerie, la tendance actuelle est de réserver tous les rez-de-chaussée pour les écuries et de loger les hommes dans les étages supérieurs.

Nous pensons qu'il est préférable d'isoler les écuries, afin d'éviter la mauvaise odeur qui s'en exhale malgré tous les soins possibles, ainsi que le bruit des chevaux qui gêne le sommeil des hommes placés immédiatement au-dessus.

## COMBLES.

Les combles devraient servir exclusivement de greniers et jamais n'être distribuées en mansardes, parce que celles-ci sont souvent accordées aux soldats mariés qui, heureux d'obtenir un logement gratuit pour leur femme et leurs enfants, ne savent point qu'ils compromettent gravement la santé de toute la famille en vivant dans ce milieu.

Nous avons trouvé souvent quatre à cinq personnes occupant une mansarde, dont la capacité était à peine suffisante pour un seul individu.

## PRISONS.

Presque toujours les salles de police, les prisons et les cellules pèchent contre la salubrité.

Elles sont obscures et non suffisamment aérées.

Il semble qu'en les construisant on n'ait eu en vue que la répression.

Nous pensons qu'il faut en effet priver le prisonnier de la distraction des objets extérieurs.

Mais cette considération ne doit nuire en rien à la nécessité de ventiler et d'aérer.

Il faut donc que dans tout local pénitentiaire deux ouvertures, opposées l'une à l'autre et donnant sur un espace libre, permettent à l'air d'être largement renouvelé.

## CORPS DE GARDE.

Nous ferons la même observation pour les corps de garde, qui sont peut-être encore plus pernicieux que les prisons à cause de leur chauffage presque toujours exagéré.

## LATRINES.

Malgré toutes les précautions, malgré les soins de propreté, malgré l'emploi du sulfate de fer, les latrines laisseront toujours à désirer.

M. Michel-Lévy (page 37, ouvrage cité) propose le moyen suivant :

« L'unique remède, le remède décisif, consiste à remplacer les fosses par des tonneaux hermétiquement lutés et placés dans un local bien aéré du rez-de-chaussée, et à y superposer dans les étages supérieurs des cabinets à l'anglaise avec siéges en bois dur et ciré, cuvettes à l'anglaise et réservoirs d'eau pour une abondante irrigation.

« Qu'on multiplie ces cabinets séparés par des stalles, qu'on oblige les hommes à s'asseoir sur les siéges, qu'on y exerce une surveillance sévère, qu'on renouvelle les tonneaux dès qu'ils s'emplissent, que les soupapes des cuvettes ferment exactement l'orifice des tuyaux de chute, et les latrines des casernes ne seront pas plus infectes que celles des plus confortables maisons de la ville.

« Quant aux urinoirs, il ne reste qu'à reproduire dans les hôpitaux et les casernes le modèle de ceux de certaines gares de chemins de fer, séparément des latrines, avec un ruissellement continu d'eau qui lave sans interruption les parois verticales et les conduites, tandis qu'une rigole sur le plan déclive du sol, également lavée par un courant d'eau, n'y permet point la stagnation de l'urine. »

Certes, nous applaudirions de grand cœur à cette double innovation.

Pour les urinoirs, ce n'est qu'une question de dépense, et dépense très-utile.

Mais comment assurer le succès de la mesure pour les latrines avec un si grand nombre d'hommes ?

D'abord, beaucoup ne tiendraient aucun compte des précautions à prendre, ensuite les cuvettes seraient perpétuellement en réparation.

A défaut du remède radical, nous pensons que le mieux serait de placer les lieux d'aisances dans les murs d'enceinte de la caserne, en ménageant de nombreuses communications avec le dehors ainsi que de vastes cheminées d'appel.

Nous n'avons pas besoin d'ajouter que la surveillance la plus rigoureuse doit être exercée pour la propreté.

## EAU.

La question des eaux et d'une haute importance non seulement pour elle-même, mais à cause de l'importance exagérée que les militaires y attachent.

Le soldat, toutes les fois qu'un exercice un peu fatigant lui donne de la soif, boit de l'eau froide en grande quantité et sans aucune précaution : de là, des coliques, des diarrhées, des angines, des bronchites, et parfois des accidents plus sérieux; mais au lieu de s'en prendre à lui-même, il s'en prendra toujours à la qualité de l'eau.

L'eau ou les aliments qu'il consomme, voilà à peu près les seuls agents qu'il met en suspicion dans toutes ses indispositions et même ses maladies; c'est un préjugé qu'on ne peut déraciner.

Il est certain que la présence de matières animales ou végétales en putréfaction dans une eau destinée à être ingérée peut produire des accidents plus ou moins graves.

L'épidémie de Saint-Cloud en est une preuve toute récente.

Ainsi qu'il résulte du rapport de M. le docteur Fropo, médecin principal de la garde impériale :

« Du 1ᵉʳ au 25 mai 1865, 56 hommes du 1ᵉʳ grenadiers de la garde impériale et des pontonniers ont été atteints d'une fièvre bilieuse grave à cachet typhique prononcé, offrant des signes tranchés d'altération du sang.

« Cette épidémie paraît avoir été déterminée par l'usage d'une eau ni filtrée ni suffisamment aérée, provenant d'une citerne qui n'avait point été nettoyée depuis 5 ans et qui était altérée par des détritus animaux et végétaux de toute nature ; de plus, ce réservoir était doublé en plomb. » (*Mémoires de médecine militaire*, année 1865, tome XIV, page 19.)

Mais on peut dire que ces cas sont rares.

Néanmoins, quand une troupe vient occuper un bâtiment, il est indispensable que la qualité des eaux mises à la disposition de cette troupe soit appréciée par les médecins du corps qui, par une analyse élémentaire, seront, dans la plupart des cas, suffisamment édifiés.

Les qualités d'une eau potable sont trop connues pour que nous soyons obligé de les indiquer ici.

Presque partout les régiments sont convenablement traités sous ce rapport.

Cependant, comme il est encore quelques villes qui n'ont pas un assez juste souci de la qualité des eaux, on pourrait, toutes les fois que la troupe aura à s'en plaindre, mettre la municipalité en demeure d'y remédier, si elle ne veut pas être privée de sa garnison.

## AÉRATION, VENTILATION.

Nous terminons par la question capitale du casernement, l'aération et la ventilation des chambres occupées par les soldats.

Parler des inconvénients de l'air confiné est presque une banalité, et cependant il faut revenir sur ce sujet à tout prix et dans toute occasion.

Les auteurs qui ont traité de la matière insistent tous là-dessus avec la même énergie.

Nous ferons comme eux, parce que nous croyons que les résultats de l'air confiné jouent un rôle malheureusement trop considérable dans la pathogénie de l'armée.

L'air atmosphérique contient 21 parties pour 100 d'oxigène, 79 d'azote, 3 à 6 dix-millièmes d'acide carbonique, et 6 à 9 millièmes de vapeur d'eau.

Quand ces proportions sont rompues ou quand d'autres corps viennent se mélanger avec l'air, il se vicie et devient toxique.

Or, quand il est circonscrit dans un appartement habité, la viciation se produit rapidement, s'il n'est pas renouvelé, par les causes suivantes :

1° La respiration produit d'abord une diminution de l'oxigène, puisqu'une partie est absorbée par les poumons et brûlée dans l'organisme; ensuite elle augmente sensiblement la quantité d'acide carbonique, puisque cet acide sort avec l'air expiré et se trouve alors dans la proportion de 3 à 4 %, au lieu de quelques dix millièmes.

2° La combustion du carbone par la lumière artificielle, par le chauffage, principalement par les poêles en fonte, augmente la quantité d'acide carbonique, en même temps qu'elle diminue la proportion d'oxygène; les poêles de fonte dégagent en plus de l'oxyde de carbone, gaz éminemment délétère.

3° Les émanations du corps humain, d'après des expériences récentes, semblent jouer un rôle très-important dans la question qui nous occupe.

En effet, la transpiration pulmonaire et la transpiration cutanée fournissent à l'air ambiant une notable quantité de vapeur d'eau qui contient des matières animales, « lesquelles se condensent constamment sur les corps froids et se putréfient promptement en dégageant une odeur désagréable. »

Ce fait a été mis en évidence par les expériences de Smith, de Thénard, Dupuytren, Moscati, Baudrimont, Péclet, expériences citées par M. Michel-Lévy (*Hygiène,* tome 1er, pages 663 et suivantes.)

« C'est à cette matière animale qu'est due l'odeur que l'on rencontre dans tous les endroits où

un grand nombre d'individus sont agglomérés, dit
M. Becquerel, comme dans les dortoirs des pen-
sionnats, des casernes et des prisons.

« Cette matière odorante qui varie selon l'âge,
le sexe, le tempérament, la constitution, peut être
reconnue avec facilité par certains odorats.

« Son existence est donc réelle, incontestable, et
c'est à elle que l'on doit rapporter en partie les
fâcheux résultats de l'encombrement ou de l'ac-
cumulation d'un certain nombre d'individus,
même en état de santé, dans les cas où l'oxygène est en quantité suffisante pour la respiration
et où l'acide carbonique exhalé peut s'échapper
au dehors.

« Ces effets de l'encombrement sont dus aussi
bien à l'augmentation de proportion de cette matière animale dans un espace déterminé qu'à son
altération et à sa décomposition par défaut de renouvellement de l'air.

« L'augmentation de proportion et l'altération
de cette matière, constituant ainsi une espèce de
miasme dont on reconnaît l'existence par l'odeur
particulière qu'elle présente, déterminent quel-

quefois certains accidents, tels que des vomisse-
ments, de la céphalalgie, de la fièvre.

« Dans d'autres cas, où le séjour dans un lieu
habituellement encombré, et dans lequel l'air n'est
pas suffisamment renouvelé, se prolonge un peu
plus longtemps, des accidents plus graves peuvent
se développer, et il semble qu'il survienne alors
une intoxication du sang, analogue à celle que
produisent souvent les émanations putrides; ces
intoxications se traduisent par des maladies à forme
typhoïde. » (*Hygiène,* pages 155 et 156, Paris,
1851.)

« La salubrité des habitations collectives joue
un rôle prépondérant dans les épidémies, dit à son
tour M. Michel-Lévy, ainsi que l'a remarqué la
commission de 1832 : sur deux compagnies de
pompiers logées dans la caserne de la rue du
Vieux-Colombier, il y eut 17 cholériques, tandis
que 145 vétérans, casernés dans des chambres
spacieuses, qui prennent jour sur le jardin du
Luxembourg, n'offrirent qu'un seul cas de choléra.

« De 1830 à 1841, la fièvre typhoïde exerçait
de grands ravages parmi les troupes de Paris; ils

se sont notablement atténués depuis quelques années, et ce résultat s'explique par la cessation de l'encombrement dans les chambrées. » (*Hygiène*, tome 2, page 612.)

« Trois éminents médecins militaires, dit le même écrivain (Rapport cité, page 18), MM. Godelier, Laveran et Tholozan, ont mis hors de doute ce fait, que la phthysie pulmonaire et la fièvre typhoïde sont les expressions pathologiques de l'influence de l'air confiné sur les soldats.

« Le premier a trouvé à Strasbourg, pour la période de 1829 à 1842, six décès par phthysie sur 1,000 hommes.

« En 1860, M. Laveran accusait, pour onze des plus grandes garnisons de France, 229 décès par phthysie sur 1,000 décès en général, et 259 par fièvre typhoïde sur le même total.

« Les registres de l'hôpital militaire du Roule ont fourni à M. Boudin la même proportion mortuaire pour cette dernière maladie. »

Nous empruntons à la thèse de M. le docteur Canonge, lieutenant au 56ᵉ de ligne (Paris, 1869, page 11), les détails très-intéressants qui suivent :

« Dans son beau rapport sur le volume d'air à assurer aux hommes de troupes dans les chambres de casernes, M. F. Leblanc signalait l'action nuisible des matières miasmatiques sur l'organisme, tout en constatant l'impossibilité présente de les évaluer.

« Des expériences faites du 19 au 29 septembre 1866 au fort de l'Est, à côté de Saint-Denis, dans le but de rechercher la nature des miasmes fournis par le corps de l'homme en santé, ont permis à M. le docteur G. Lemaire de montrer, le microscope à la main, quelle importance spéciale s'attache à la ventilation active d'une chambre de caserne.

« Ecartant à dessein toute discussion théorique relative aux ferments, ne cherchons à dégager de ces expériences que les résultats purement matériels :

« 1° La vapeur d'eau condensée à l'aide du froid dans l'air confiné d'une chambrée (contenance, 420 mètres cubes ; 80 lits, dont 20 occupés), dont les fenêtres et les portes étaient closes, offre au microscope, deux heures après sa condensation, de nombreux corps diaphanes (*microphytes* et *microzoaires* en voie de développement) et, six heures plus tard, des animalcules (*bactéries, vibrions*) et des spores ;

« 2° La vapeur d'eau condensée à l'air libre, dans une couche d'air située à la même hauteur que la chambrée de la première expérience, offre au microscope, 48 heures seulement après sa condensation, quelques *bacterium termo*, de très-petits *vibrions-baguettes* et de très-petits spores, mais point de *monades ovoïdes*, c'est-à-dire un très-petit nombre de microphytes sans microzoaires.

« La quantité de ces petits êtres dans l'air est donc, ainsi qu'il résulte des comparaisons expérimentales qui précèdent, en raison inverse de sa ventilation, donc de sa salubrité ; le temps nécessaire à leur formation est, au contraire, en raison directe de la salubrité du milieu.

« Ces infusoires sont fournis par certaines parties du corps de l'homme en parfaite santé mais oublieux des soins de propreté, et aussi par les produits de la respiration lorsque la bouche est mal entretenue (dents cariées, gencives malpropres ou irritées.)

« L'air confiné, dit M. Lemaire, se sature assez vite de la vapeur d'eau fournie par les poumons et par la peau; alors, l'atmosphère ne pouvant plus en prendre, l'enveloppe cutanée se couvre de sueur; ces conditions favorisent à la fois le développement des microphytes et des microzoaires sur la peau et dans l'air confiné, dont la température est toujours beaucoup plus élevée que celle de l'atmosphère extérieure.

« Or, si comme s'attache à le démontrer M. J. Lemaire, ces infusoires sont bien la seule cause des maladies miasmatiques si graves, décrites sous le nom de *fièvres pestilentielles, putride, maligne, typhoïde* et de *typhus,* de quelle importance n'est-il pas d'éliminer au plus vite ces puissantes causes d'infection ? »

Dans une question de cette importance, nous avons tenu à n'invoquer que les arguments fournis par la science, et nous pensons avoir suffisamment démontré les effets pernicieux de l'air confiné.

A ceux qui réclameraient d'autres preuves que

celles de la théorie, nous rappellerons quelques exemples trop célèbres de cette influence d'un air vicié.

Nous citons ceux qui sont rapportés dans l'ouvrage de M. Becquerel (page 147) :

« Dans les Indes, 146 prisonniers furent renfermés dans un cachot de 20 pieds carrés, où l'air n'arrivait que par deux petites fenêtres donnant sur une galerie étroite, et par lesquelles l'air ne se renouvelait que très-difficilement et lentement.

« Bientôt, il y eut une chaleur insupportable, puis de la soif vive et de la suffocation.

« Ils se battirent entre eux pour s'approcher des soupiraux, où pouvaient seuls atteindre les plus robustes.

« Au bout de huit heures, il n'y en avait plus que 23 vivants.

« Un fait analogue s'est passé en France après la bataille d'Austerlitz : 300 prisonniers autrichiens furent enfermés dans une cave; 260 y succombèrent dans un court espace de temps.

« Qui ne connaît le fait des assises d'Oxford

dans lesquelles juges, auditeurs et accusés furent frappés d'asphyxie mortelle ? »

Si les précautions générales suffisent pour empêcher des accidents aussi graves que ceux que nous venons de rappeler, il n'est pas moins vrai que l'habitation continuelle dans un milieu plus ou moins vicié par toutes les causes énumérées plus haut produit à la longue une influence délétère sur la constitution.

Cette vérité est mise en évidence chez les générations d'ouvriers agglomérés dans les grandes manufactures.

Nous n'avons nul besoin de citer des chiffres qui parleraient trop éloquemment, chiffres puisés dans le bilan pathologique et mortuaire de la chlorose, de l'anémie, de la scrofule et de toutes les dégénérescences qui en sont la suite.

Par contre, tout le monde est frappé, à Paris principalement, de cette apparence de santé qui éclate dans toute la personne des individus appelés par profession à vivre presque continuellement en plein air, témoin les cochers, les charretiers, les marchands forains, etc. ?

Les habitants des campagnes, en général si peu soucieux des règles de l'hygiène et souvent trop pauvres pour les mettre en pratique, rachètent amplement cet inconvénient par la salubrité de l'air qu'ils respirent.

Comment donc remédier aux inconvénients de l'encombrement?

Doit-on adopter les vastes chambrées ou les petites chambres?

Les petites permettraient mieux aux soldats de se grouper selon leurs convenances et leurs goûts et seraient préférées par eux.

Mais les grandes ont d'abord l'avantage de coûter moins cher sous le rapport du chauffage et de l'éclairage, surtout tant qu'on n'aura pas adopté les calorifères.

Ensuite, détail capital, les dortoirs occupant toute la largeur du bâtiment, recevant l'air par les deux faces, rien de plus facile que de renouveler l'air largement et complètement, en ouvrant chaque jour toutes les croisées, le matin, à midi et le soir.

C'est donc aux grandes chambrées que la préférence doit être accordée.

## CUBAGE DES CHAMBRES.

Quant à la contenance des chambres, le réglement du 30 juin 1856, article 27, indique un minimum de 12 mètres cubes d'air pour l'infanterie, de 14 pour la cavalerie.

« Heureusement, dit M. Michel-Lévy (rapport cité, page 17), ces fixations sont le plus souvent dépassées ; le chiffre de 16 mètres cubes d'air par homme est accepté généralement pour les casernes, 20 et au-dessus par malade dans les hôpitaux. »

« Mais il n'est pas rare non plus, dit M. le docteur Canonge (pages 13 et 14), ainsi que nous pourrions le prouver par des dates et par des chiffres, de voir dans le cas contraire le cubage descendre à 11 et même à 10 mètres cubes. »

La commission militaire d'aération, dont M. F. Leblanc faisait partie, ne demandait que 14 mètres cubes, en comptant sur la ventilation accidentelle par l'ouverture des portes et fenêtres, par les joints, etc.

4*

« Mais cette aération peut manquer ou devenir nuisible, dit M. Michel-Lévy (*Hygiène,* tome 1, page 671), et ses effets ne vont pas jusqu'à réduire l'altération à la moitié de ce qu'elle serait dans une capacité hermétiquement fermée, toutes choses égales d'ailleurs.

« L'expérience des médecins militaires parle ici plus haut que toutes les théories : d'une part, ceux d'entre eux qui ont, comme moi, pratiqué dans les régiments et ont été appelés à toutes les heures de la nuit dans les chambrées, n'oublient point la fétidité nocturne de leur atmosphère ; d'autre part, la permanence des affections typhoïdes et de toutes les maladies infectieuses dans toutes les garnisons, sans exception de climat, n'accuse-t-elle pas l'insuffisance du mètre cube nocturne alloué aux soldats ?

« Nous ne nions pas l'intervention d'autres causes, mais celle que nous signalons prédomine : les inspections que nous faisons depuis onze ans ne nous laissent à cet égard aucun doute. »

M. F. Leblanc demande 50 mètres cubes d'air par individu pour la nuit.

M. Michel-Lévy réclame 40 à 45 mètres cubes.

M. le général Morin, dont la parole en pareille matière fait autorité, et qui vient encore tout récemment de communiquer à l'académie des sciences des faits établissant de la façon la plus péremptoire l'influence de l'air confiné, déclare qu'il faut porter cette quantité à 30 mètres cubes le jour et à 60 la nuit, en se réservant la faculté de doubler en cas de besoin.

En nous appuyant sur toutes ces autorités, il est donc permis de conclure que le cubage atmosphérique alloué aux soldats paraît de beaucoup inférieur aux besoins, et qu'il faudrait accorder le triple de ce que le réglement a déterminé.

Indépendamment de cette rémunération beaucoup plus large de l'air, il est de la plus grande importance que son renouvellement soit assuré par l'ouverture de toutes les croisées le matin, à midi et le soir, pendant une demi heure, mais avec la précaution de faire sortir les hommes.

De plus, on ménagerait à tous les dortoirs une ventilation continue et sans inconvénient pour les hommes au moyen de vasistas placés à la partie supérieure des croisées, au moyen de ventouses placées à la partie inférieure des murs, enfin, au moyen de vastes cheminées d'appel, dont le sommet resterait entr'ouvert pendant la nuit.

Pour assurer l'exécution rigoureuse de toutes ces mesures, un sous-officier, dans chaque caserne, en serait exclusivement chargé.

## PERSIENNES.

Un accessoire des plus importants manque dans toutes les casernes, ce sont les persiennes.

Nous savons que ce serait une dépense considérable, mais nous la regardons comme indispensable.

C'est le seul moyen de s'abriter contre le soleil brûlant de l'été et contre les vents pluvieux de toutes les saisons.

## 2° CHAUFFAGE.

La question de chauffage est une de celles qui laissent le plus à désirer, et cependant nous espérons prouver qu'elle a une importance réelle, et que si elle était résolue comme nous l'indiquerons, elle ne constituerait pas une dépense pour l'état, qui trouverait une suffisante compensation dans la diminution des malades.

Certains esprits, arguant de ce que le soldat doit être prêt à braver toutes les intempéries, veulent qu'on le laisse à peu près sans feu pendant l'hiver, de même qu'il ne faut pas craindre de l'exposer à un soleil brûlant en été.

Nous ne pouvons pas assez nous élever contre cette double assertion.

Ainsi, nous estimons que quand il s'agit de grandes revues, l'autorité militaire donne presque toujours trop tôt l'ordre du rassemblement.

Les officiers se plaignent souvent de cette nécessité d'attendre des heures entières dans l'immobilité le moment de s'ébranler.

Quand la température est modérée, le mal n'est pas grand.

Mais par un froid rigoureux ou par un soleil brûlant, cette attente dans la station debout est vraiment fatigante et dangereuse.

C'est dans ces circonstances que l'on voit des hommes éprouver des syncopes et des congestions.

Il est donc convenable, toutes les fois qu'il n'y a pas urgence, de donner les ordres de telle sorte que les régiments arrivent seulement quelques minutes avant l'heure fixée pour le rassemblement.

Passons maintenant au chauffage, dont l'allocation a été réglée de la manière suivante, d'après la région :

1° Région chaude : du 1er décembre au 1er mars, la ration collective, par compagnie et par jour, est de vingt kilogrammes de bois ;

2° Région tempérée : du 19 novembre au 31 mars, la ration est de vingt-cinq kilogr.;

3° Région froide : du 1er novembre au 31 mars, la ration est de trente kilogr.

Les quantités de houille sont moitié moindres.

La ration est répartie proportionnellement à la

grandeur des chambres occupées par la compagnie.

Un escadron reçoit deux rations.

Quand l'hiver est rigoureux, on accorde des suppléments qui ne peuvent se prolonger au delà de 15 jours, sauf à les renouveler, s'il y a lieu, et à ne pas excéder le tiers de la ration individuelle.

D'abord, il est certain que dans bon nombre de garnisons le froid n'attend pas les réglements militaires pour faire sentir ses atteintes, atteintes d'autant plus sensibles qu'elles succèdent parfois brusquement aux chaleurs de l'été.

Ces différences proviennent soit d'influences locales ou de voisinage, soit de l'année elle-même.

Quelle que soit donc la température, il faut attendre une date inexorable pour se chauffer.

Une fois le combustible alloué, ou accorde à chaque compagnie 3 poêles, dont 1 est réservé aux sous-officiers comptables.; à chaque escadron, 6 poêles, dont 1 réservé également aux sous-officiers.

Si la compagnie ou l'escadron occupe plus de 2 ou 5 chambres, ce qui est fréquent, les autres sont donc condamnées à rester sans feu pendant toute la saison rigoureuse.

Quant à celles qui sont pourvues d'un poêle, les 7 à 10 kilogr. de bois disponibles permettent seulement de faire du feu 1 heure par jour.

*Il y a juste pour allumer le poêle, disent les soldats.*

Eh bien, nous demandons si cela est suffisant?

Or, il est pénible pour la plupart des hommes non seulement de souffrir du froid, et cette raison est plus que suffisante pour les éloigner de leurs chambres et les conduire à la cantine.

Mais l'inconvénient le plus grand, à notre avis, est de les exposer à des transitions de température fâcheuses, et surtout de ne pouvoir remédier aux causes d'humidité si fréquentes dans la vie militaire.

Qu'un soldat par exemple revienne d'un exercice fatigant, ou bien qu'il ait été exposé à la pluie : s'il rentre dans une chambre froide ou humide, le corps mouillé de sueur sera surpris par un refroidissement, ou bien l'humidité restera dans les vêtements et sur la peau.

Qui pourrait nier l'influence de ces causes dans l'étiologie des maladies suivantes : angines, diarrhées, bronchites si fréquentes et dégénérant si souvent en bronchites chroniques, pleurésies, pneumonies, affections du cœur et névralgies?

S'il n'est pas démontré que le germe de la phthysie ait pour point de départ l'action du froid, il n'est pas permis de révoquer en doute son influence rapidement fatale sur sa marche.

Enfin, on sait combien les rhumatismes sont fréquents dans l'armée, à ce point qu'on ne se représente guère un vieux soldat sans un cortége de douleurs rhumatismales.

Or, s'il était possible de calculer la dépense occasionnée par le traitement hospitalier et l'envoi aux eaux minérales de toutes les affections chroniques de poitrine et rhumatismales, on arriverait, nous en sommes convaincu, à un chiffre élevé.

Sans doute, il est juste de tenir compte des milieux si divers dans lesquels se meut la vie du soldat, et qui impressionnent défavorablement l'organisme.

Sans doute, on peut accuser aussi dans plusieurs cas l'imprudence des hommes qui ne tiennent aucun compte des conseils qu'on leur donne pour ne pas s'exposer à des courants d'air et à des transitions de température.

Mais nous sommes convaincu que le plus grand nombre des conséquences fâcheuses du froid et de l'humidité sont involontaires.

Il faudrait donc, à notre avis, non seulement que chaque chambre fût pourvue d'un poêle, mais encore que chaque poêle pût fonctionner au moins de 6 heures à 11 heures du matin, de 2 à 6 heures du soir.

Ce besoin de chauffage est si naturel, que dans les régiments de la garde impériale les hommes se cotisent entre eux pour avoir le combustible nécessaire.

Cette amélioration est nécessairement interdite aux régiments de ligne en raison de la pénurie de solde; elle n'est même pas possible dans la garde pour les chambres privées de poêle.

Il y aurait un moyen de chauffer économiquement et complètement les casernes, c'est à l'aide des calorifères qui fonctionnent maintenant dans la plupart des grands établissements publics.

La dépense d'installation serait-elle compensée

par l'économie réalisée sur le chauffage ordinaire ?

Nous laissons ce calcul à qui de droit.

Mais nous regardons l'adoption de cette mesure comme de la plus haute utilité.

Dans tous les cas, il nous semble que la question est résolue d'avance par l'affirmative pour les casernes à construire dans l'avenir.

Depuis peu de temps, l'attention des savants est attirée vers le chauffage par les poêles en fonte, que l'on accuse sérieusement de provoquer des accidents graves.

La question étant simplement à l'étude, nous ne pouvons l'indiquer que pour mémoire.

### 3° BAINS CHAUDS.

Nous avons dit plus haut que, malgré leur grande utilité, l'usage des bains a beaucoup de peine à se répandre dans les masses.

Seule, la classe riche y a recours, mais au point de vue de la propreté uniquement.

C'est à peine si elle se rend compte de l'utilité que la santé en retire.

Et cependant, cette utilité n'est-elle pas élémentaire ?

Les fonctions de la peau jouent un rôle très-marqué dans l'équilibre de l'économie.

« Quoiqu'on ne connaisse pas bien les lois qui régissent l'absorption et l'exhalation gazeuses qui se font à la surface de la peau, et l'espèce de respiration supplémentaire dont cette membrane est le siége, il est incontestable cependant que cette fonction joue un rôle important dans l'organisme ; les expériences de M. Edwards sur les animaux inférieurs et les accidents qui résultent de l'application sur la peau de plusieurs mammifères d'un vernis imperméable, le prouvent suffisamment. » (Becquerel, ouvrage cité, page 353).

L'exhalation cutanée qui se fait incessamment à notre insu, et dont la quantité peut être évaluée à 1447 grammes par 24 heures, est indispensable pour éliminer certains liquides qui doivent être excrétés et qui s'évaporent en laissant un résidu formé par les sels et une matière animale ; et si

cette transpiration est supprimée ou suspendue par
une cause quelconque, il en résulte une perturba-
tion plus ou moins fâcheuse.

Le vulgaire a si bien la conscience de cette loi,
même sans s'en rendre compte, que la plupart
des maladies sont attribuées à une suppression
de sueur.

Cette suppression peut provenir du froid, de
la malpropreté ou de l'éréthisme de la peau.

Le froid resserre les pores qui à l'état normal
sont ouverts pour donner passage aux liquides
excrémentitiels, et par conséquent refoule brusquement ces mêmes liquides dans le torrent cir-
culatoire, où ils agissent comme corps irritants
et septiques.

Dans ce cas, le bain tiède amène une détente
de la peau et relâche par conséquent les pores.

Il en est de même dans le cas d'éréthisme
nerveux.

Enfin, si la peau est recouverte des matières
sébacées qu'elle secrète, le bain tiède la débarrasse
des impuretés et rétablit ses communications avec
l'air ambiant.

Outre les répercussions que la suppression brusque des fonctions de la peau amène dans les grands viscères, la plupart des maladies cutanées, si nombreuses et auxquelles on donne le nom générique de dartres, sont produites par le défaut de propreté de la surface extérieure du corps.

Dans toutes les religions antiques, principalement dans le mosaïsme et l'islamisme, le législateur a fait des bains et des ablutions une loi expresse, afin d'imposer une coutume hygiénique de la plus haute importance.

On sait combien les bains étaient en honneur chez les Grecs et les Romains.

Nous en avons dit assez, ce nous semble, pour prouver la nécessité des bains.

L'autorité, qui en comprend toute l'importance, a pris l'initiative dans les grandes villes pour forcer la classe ouvrière à faire usage de bains.

Dans les cités ouvrières, dans les maisons modèles, la salle de bains a toujours sa place marquée.

A Paris, par les soins de l'édilité ou par l'initiative du Souverain, des établissements publics permettent aux uns des bains gratuits, aux autres des bains au prix le plus réduit.

Mais dans les campagnes, il faut bien le dire, on ne connaît guère que les bains de rivière ; de sorte que si le village n'est pas arrosé par un cours d'eau, on peut dire que certains paysans meurent sans avoir connu le bienfait d'un bain.

Or, nos soldats ne sont guère mieux partagés.

Sans doute, on ne néglige jamais l'occasion de leur faire prendre des bains de rivière pendant la saison d'été.

Mais il est des étés, dans une bonne partie de la France, qui se distinguent par une température si inconstante et si variable, que c'est à peine s'ils peuvent en profiter.

D'ailleurs, le bain de rivière, dont nous sommes loin de nier l'utilité à un autre point de vue, nettoie très-imparfaitement le corps.

Seul, le bain chaud peut produire ce résultat.

Or, les soldats n'ont la bonne fortune de ce bain que lorsqu'ils sont présents à l'hôpital ou à l'infirmerie, et que le traitement de leur maladie en comporte l'indication.

Il est donc indispensable de remédier à cette lacune.

En effet, le soldat, dont l'âge et le genre de vie impriment à la peau une activité si grande, a besoin plus que personne de contracter l'habitude des bains.

On diminuera ainsi la fréquence des dartres qui, outre le traitement hospitalier, nécessitent trop souvent le traitement par les eaux minérales, et on obtiendra une économie notable.

On évitera enfin à nos militaires tous les inconvénients qui peuvent résulter de la suppression des fonctions de la peau.

C'est pourquoi nous voudrions que l'on pût donner un bain de pied par semaine, un grand bain tous les mois ou tous les quinze jours.

La mesure peut être adoptée sans grands frais.

En ajoutant à chaque cuisine une pièce consacrée à cet usage, contenant par conséquent un certain nombre de baignoires, on utiliserait une partie du combustible destiné à la préparation des aliments.

Quant au linge nécessaire, l'homme se servirait

des deux serviettes que nous aurons l'occasion de demander à l'article *Habillement*, et qu'il passerait immédiatement à l'eau en sortant du bain.

La question a été résolue par le 13e bataillon de chasseurs à pied avec ses seules ressources.

Nous laissons parler notre collègue, M. le docteur Riolacci, médecin major de ce bataillon :

« Le nouveau système que nous avons mis en usage au 13e bataillon de chasseurs à pied, dû à l'initiative de M. le commandant d'Avout d'Auerstœdt, fonctionne depuis plus de huit mois.

« Pendant tout l'hiver qui vient de s'écouler, chaque homme a donc pu se baigner ou se laver tous les quinze ou vingt jours.

« Je vais exposer en quoi notre système consiste :

« Avec les faibles ressources dont un bataillon peut disposer, nous ne pourrions pas songer à donner à chaque soldat un bain complet.

« Au lieu de baignoires, nous avons donc fait confectionner de vastes bassins en fer battu dans lesquels on pût commodément s'asseoir, et dans lesquels le niveau de l'eau fût à peu près ce qu'il est dans les bains de siége ordinaires.

« Ainsi qu'on le voit, une fois que l'homme, en croisant ses jambes, est assis dans le bassin, il plonge dans l'eau jusqu'à la ceinture.

« Six bassins pour six compagnies nous ont semblé être suffisants pour permettre de donner un bain à chaque soldat tous les quinze ou vingt jours.

« Ces bassins ont été confectionnés par la maison Godillot, sur les mesures que nous avions fournies (grand diamètre, 80 centimètres; diamètre du fond, 60; hauteur, 21), au prix de 13 francs par bassin.

« Pour la régularité du service, nous avons disposé les bassins dans une chambre spéciale, qu'on a pourvue du mobilier le plus strictement nécessaire : un poêle pour l'hiver, deux bancs pour recevoir les vêtements, et des planches devant les bassins faisant office de tapis, une grosse éponge par bassin; enfin, au-dessus de chaque bassin un clou pour poser la serviette.

« Ce simple mobilier, qu'on peut toujours se procurer dans une caserne, est plus que suffisant.

« Quant à la serviette, nous avions d'abord donné un grand linge pour chaque bassin, mais ce linge devait nécessairement servir à plusieurs hommes; c'était là un grand inconvénient; d'un autre côté, le dernier baigneur le recevait trop mouillé pour qu'il pût servir utilement.

« Pour obvier à ce double inconvénient, nous avons fait un marché avec un grand marchand de toile, pour la fourniture d'autant de serviettes qu'on en aurait demandé.

« On a fait prendre dans les compagnies le nom des hommes qui demandaient à se pourvoir d'une serviette à la place d'un mouchoir de poche.

« Presque la totalité des chasseurs se sont fait immédiatement inscrire, de sorte que tous se rendent au bain munis d'une serviette, qui d'ailleurs leur sert en outre pour leur toilette journalière.

« La salle de bain est sous la surveillance d'un sergent.

« Voici de quelle façon les bains sont administrés :

« Tous les jours (quand le service le permet), trois heures après le repas du matin, c'est-à-dire vers midi et demi, 6 hommes de chaque compagnie sont désignés, en commençant par la droite, et conduits par le caporal de semaine dans la salle des bains.

« Les bassins sont déjà remplis de la quantité voulue d'eau froide.

« On verse aussitôt l'eau chaude, dont la quantité est aussi mesurée (10 litres d'eau à la température de 100 ° dans 20 litres d'eau froide, autrement dit 2 bidons d'eau froide et 1 bidon d'eau chaude constituent notre bain).

« Pendant ce temps les hommes quittent leurs vêtements, qu'ils déposent en ordre sur les bancs, et viennent s'asseoir dans le bassin, où avec la main et l'éponge ils se lavent des pieds à la tête.

« Vingt minutes sont accordées à chaque fournée de baigneurs.

« Une seconde escouade arrive, vide les bains, les remplit, se baigne ; et ainsi de suite.

« De telle sorte qu'en deux heures, 36 chasseurs peuvent prendre un bain de propreté complet.

« Tel est le système qui a fonctionné au 13ᵉ bataillon jusqu'à l'ouverture de la saison des bains froids, et qu'on reprendra aussitôt que les bains de rivière auront cessé.

« Voyons le surcroît de dépenses que le système que je viens d'exposer a occasionné au bataillon, car c'est la question capitale.

« En procédant comme nous l'avons fait, nous avons pu donner 36 bains avec 10 kilogr. de charbon de terre, et cela pendant les mois d'hiver, c'est-à-dire au moment où la température de l'eau froide descend à son minimum.

« Le prix du charbon de terre étant de 4 francs 50 centimes ou 5 francs les 100 kilogr., on voit que le bain revient à moins de 2 centimes.

« Cette dépense, déjà si minime, variera nécessairement et diminuera avec l'élévation de la température de l'eau froide qu'on emploie et avec la quantité des bains qu'on donnera.

« C'est ainsi que vers le milieu du mois d'avril dernier, un samedi, jour de repos pour le bataillon, nous avons pu faire baigner 120 hommes en ne brûlant que 30 kilogr. de charbon. » (*Recueil de mémoires de médecine, de chirurgie et de pharmacie militaires*, février 1867, page 108).

## 4° BLANCHISSAGE.

Les soldats changent de chemise tous les dimanches.

Ce laps de temps, déjà bien long en tout état de cause, le devient beaucoup plus quand il s'applique à des hommes qui font la plus grande partie de leur besogne en manches de chemise, qui pansent des chevaux, qui sont souvent en transpiration.

L'échange devrait avoir lieu deux fois par semaine pour l'infanterie, tous les trois jours pour la cavalerie.

## 5° HABILLEMENT.

Enumérer les habillements si divers qui ont servi à l'armée française, serait une étude bien longue, bien minutieuse et ajoutons à peu près inutile.

Pourquoi aujourd'hui encore fait-on de nouveaux essais?

La chose serait tout à fait surprenante, si l'on ne se rappelait que l'on veut toujours concilier deux choses assez difficiles à réunir, l'agréable et l'utile.

Nous pensons qu'il faut absolument subordonner l'un à l'autre, si l'on veut arriver à un habillement irréprochable et irrévocable.

On pourrait adopter les dispositions suivantes :

## TUNIQUE.

Tunique suffisamment large pour rendre tous les mouvements faciles, avec un collet très-bas, n'exerçant aucune constriction sur le cou.

## CAPOTE.

Capote très-large, pouvant se mettre par-dessus la tunique, en un mot celle que l'on vient de rendre à l'infanterie, mais pourvue d'un capuchon qui abrite parfaitement la tête et le cou contre le froid et la pluie.

## HABIT, DOLMAN, PELISSE.

L'habit court, le dolman et la pelisse en usage dans la cavalerie peuvent être conservés, mais nous voudrions voir la pelisse employée exclusivement en raison de sa grande commodité.

## MANTEAU.

Le manteau des troupes à cheval ne laisserait rien à désirer, si on y ajoutait un capuchon.

## VESTE.

Laisser la veste à toutes les armes pour la petite tenue.

## PANTALON.

Pantalon demi-large pour tous les corps.

## CRAVATE.

La cravate en laine bleue ou noire, donnée à l'infanterie de ligne devrait remplacer dans tous les corps le col, dont les inconvénients sérieux au point de vue de la constriction ont été depuis longtemps signalés.

## CHAUSSURES.

Les bottes de la cavalerie et de l'artillerie, les souliers de l'infanterie et du génie avec la guêtre en drap ou en toile, nous semblent convenables.

## CHAUSSETTES

Les chaussettes sont une addition que nous demanderions pour toutes les armes.

Au point de vue de la propreté des pieds, comment l'obtenir sans les chaussettes?

Puis, combien d'excoriations, combien d'ulcères consécutifs on éviterait avec ce modeste supplément.

En campagne, c'est un détail important.

Le refroidissement des pieds serait bien plus rare aussi.

## COIFFURE.

La coiffure est la partie de l'habillement qui offre le plus de prise à la critique.

La condition indispensable d'une coiffure militaire est d'être légère, de se fixer solidement sur la tête et d'abriter contre le soleil et la pluie.

Or, nous demanderons si le bonnet de police

sans visière, si le bonnet à poil des grenadiers et des sapeurs, le talpak des chasseurs et des guides, le schapska des lanciers, même le chapeau des divers états-majors, remplissent les conditions indiquées plus haut ?

Nous ne pensons pas beaucoup trouver de contradicteurs en déclarant qu'il faut absolument renoncer à ces coiffures.

Le casque même de nos carabiniers, cuirassiers et dragons, s'il doit être conservé, devrait être en cuir comme celui des Prussiens; en cuivre, il est beaucoup trop lourd et trop chaud.

Nous conseillerions pour coiffure unique le képi que portent tous nos régiments d'Afrique et qui n'a jamais soulevé la moindre critique.

A la rigueur, on pourrait faire usage d'un shako léger et peu élevé.

## SERVIETTES.

Enfin, deux serviettes devraient trouver place dans le trousseau du soldat, car il n'a absolument rien pour s'essuyer les mains et le visage quand il se lave.

## LAVABOS.

Pour ces ablutions elles-mêmes, nous demandons l'établissement de lavabos dans les corridors attenant aux chambres ou bien dans les cours.

## 6° TABAC.

Sur cette question, nous ne pouvons mieux faire que d'emprunter à M. le médecin-inspecteur Michel-Lévy (Rapport cité, page 33) les paroles suivantes :

« Je suis du petit nombre d'hommes qu'une répugnance insurmontable éloigne du tabac, et ma raison se refuse à ne point considérer comme nuisible l'abus d'une substance contenant un principe (nicotine), dont l'activité toxique est foudroyante à la dose d'une goutte ; mais l'hygiène doit compter avec une habitude dont l'invétération et la diffusion impliquent l'innocuité dans une certaine mesure, avec l'être moral surtout qui vit dans l'homme et le soumet à tant d'oscillations.

« En échange du tabac, que donnerez-vous au matelot, à l'officier de quart, pendant les heures qu'ils passent sur le pont, par les nuits brumeuses ou glaciales de l'hiver?

« Quel autre correctif de l'ennui?

« Et le soldat en marche, au bivac?

« L'un et l'autre, comme l'ouvrier, ne s'imposent-ils point des privations pour acheter leur tabac?»

Il n'est donc guère permis d'espérer qu'on parvienne à atténuer la fréquence d'une habitude qui tend tous les jours à s'accroître, habitude encouragée, il faut bien l'avouer, par toute espèce d'excitations, encouragée même par le gouvernement qui trouve là une mine trop féconde.

Cependant, il est utile que ceux qui ont la mission de donner des conseils hygiéniques, rappellent à la génération présente que l'abus du tabac intervient sérieusement dans l'étiologie des nombreuses. affections cérébrales qui semblent être le triste privilége de notre époque.

Pour ne citer qu'un exemple, nous avons connu un officier supérieur de l'armée, dont la lenteur de conception, l'embarras de la parole, l'hébétude du facies, frappaient tous ceux qui avaient des rapports avec lui ; or, cet officier vivait sobrement, ne faisait aucun excès et avait eu la réputation d'un officier distingué à l'école de Saint-Cyr et dans les deux premiers tiers de sa carrière ; mais tout le monde attribuait sa décadence intellectuelle à l'abus immodéré et presque permanent du tabac.

Nous émettons donc le vœu que l'usage du tabac puisse être réglementé dans l'armée.

## 7° ALIMENTATION.

Nous abordons la partie la plus sérieuse et nous pouvons ajouter, la plus importante de l'hygiène militaire.

En effet, si tous les autres agents hygiéniques

influent d'une manière très-réelle sur la santé, il
n'est pas besoin d'insister sur le rôle considérable
dévolu à l'acte de la nutrition.

Une première question se présente :

Peut-on fixer exactement, mathématiquement
pour ainsi dire, la quantité de nourriture nécessaire à un adulte ?

La physiologie, d'après les données actuelles,
établit que la *ration alimentaire*, ou *ration d'entretien*, est basée sur les pertes éprouvées pendant
vingt quatre heures par l'organisme, d'où il résulte que la nourriture d'un adulte doit contenir
20 grammes d'azote et 310 grammes de carbone.

« Pour entretenir la vie et les forces d'un
homme dans les conditions indiquées, dit M.
Payen, il faut que les aliments pris en 24 heures
contiennent 310 grammes de carbone, plus 130
gr. de substances azotées renfermant 20 grammes
d'azote. » (*Précis théorique et pratique des substances alimentaires*, 4ᵉ édition, 1865, page 412.)

La ration *mixte,* composée de pain, de viande
et de légumes, fournit ces quantités.

Voici la ration indiquée par M. Payen (page 484) :

|                                                                      | Substances azotées. | Carbone. |
|----------------------------------------------------------------------|:-------------------:|:--------:|
| 1000 gr. de viande renferment. . . .                                 | 70                  | 300      |
| 286 gr. de viande sans os ⎫ renferment <br> 367 gr. de viande avec os ⎭ | 60,26               | 31,46    |
| 1286 gr. de matières solides renferment.                             | 130,26              | 331,46   |
|                                                                      | (ou 20 gr. d'azote.) |         |

Malgré ces données de la science, qui sont fournies par les hommes les plus compétents et que nous devons nécessairement accepter, il est permis toutefois de formuler certaines restrictions.

A l'appui de notre assertion, nous pouvons invoquer la parole des maîtres :

« 1° La quantité de nourriture que l'homme est obligé de prendre chaque jour, dit M. Becquerel, est en raison directe de l'exercice qu'il fait et des efforts musculaires qu'il est obligé de déployer.

« Plus l'exercice est considérable, plus il faut d'aliments, car l'exercice suppose une combustion considérable de carbone provenant, soit de la décomposition interstitielle des tissus, soit de l'assimilation des aliments respirateurs, tels que fécules, gommes, sucres, etc.

« 2° La quantité d'aliments consommés par

l'homme est en raison inverse de l'élévation de température de l'atmosphère.

« Plus la chaleur est forte, moins il a besoin de calorique, et partant il brûle une moindre quantité de carbone. » (Ouvrage cité, page 433).

Voyons ce que pense là-dessus M. Michel-Lévy :

Après avoir rappelé l'opinion de Cheyne, de Stark, de Sir John Sinclair, de Lavoisier, de Sanctorius, de Georges Rye, de Haller et de Dumas, dont les évaluations diffèrent essentiellement entre elles, l'éminent hygiéniste ajoute :

« Il ne faudrait pas accorder à ces évaluations une importance absolue, et l'hygiène les enregistre plutôt à titre de renseignement que pour en faire la base définitive de ses prescriptions :

« En raison de la multiplicité de ses éléments, le problème ne comporte point de solution rigoureuse.

« Les déterminations proposées ont un caractère de généralité purement théorique ou rentrent dans les convenances de l'individualité.

« En principe, la ration doit être proportionnelle à la dépense, mais celle-ci présente des fluctuations

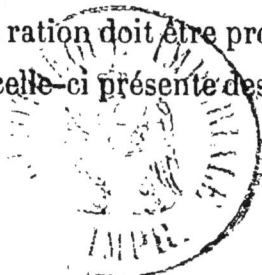

6

aussi nombreuses que les causes qui agissent sur l'organisme et modifient la direction de la vie.

« La quantité de nourriture nécessaire dépend entièrement de la situation actuelle où se trouve le corps, et n'a rien de constant ni d'absolu. » (*Traité d'hygiène*, 2ᵉ édition, Paris, 1850, tome II, pages 109 et suivantes).

Qu'on nous permette d'ajouter les considérations suivantes :

Oui, non seulement la quantité de nourriture nécessaire est en raison de l'exercice qu'on prend, en raison du climat, de la saison, du tempérament ; mais il faut encore tenir compte de l'idiosyncrasie (on donne ce nom en médecine à la façon dont chacun est influencé par les divers agents qui impressionnent nos organes et qui varie beaucoup selon les individus).

Dans des conditions identiques d'âge, de profession, de tempérament même, il n'est pas rare, de noter des différences considérables : tel individu de tempérament sanguin, d'apparence athlétique, mange peu ; tel autre de tempérament lymphatique, d'apparence débile, mange beaucoup.

Mais déjà nous pouvons préjuger que le soldat, presque toujours recruté dans les classes ouvrière et agricole, habitué le plus souvent à une nourriture abondante, dans la force de l'âge, menant une vie active, réclame une alimentation plus que moyenne.

Déjà aussi, en nous en tenant à la théorie de M. Payen, nous constatons pour le soldat une insuffisance de ration.

En effet, cette ration se compose comme il suit :

|  |  | Azote. | Carbone. |
|---|---|---|---|
| Pain bluté à 20 p. 100 . . 750 gr. } Pain de soupe . . . . . 250 gr. } . . . | | 12 | 300 |
| Viande non désossée. . . . . . . . . . . | | 6 | 22 |
| Légumes { frais, environ . 100 gr. } { secs, environ . 30 gr. } . . . | | 1 | 7 |
|  |  | 19 | 329 |

«L'insuffisance de la quantité de viande ressort déjà théoriquement, dit M. Michel-Lévy, et la cherté progressive ne peut que l'augmenter. » (Rapport cité, page 27). »

« Effectivement, si l'on compare la ration de

M. Payen à la ration militaire, celle-ci comporte plus de 100 grammes de viande en moins.

« Un médecin militaire très-distingué, Boudin, auteur de statistiques remarquables sur l'armée, émet l'avis que la ration du soldat ne lui paraît pas adaptée aux exigences de la vie militaire. (*Annales d'hygiène*, tome LXII, études sur l'état sanitaire de l'armée, 1849).

« M. Michel-Lévy, déclarant que le soldat fait une dépense de force qui excède la mesure de la constitution et celle de la réparation alimentaire, voudrait que la viande entrât pour une plus forte proportion dans le régime de l'armée en France. » (Thèse pour le doctorat, Canonge, lieutenant au 56ᵉ de ligne, Paris, 1869).

Nous donnerons plus loin les raisons que nous puisons dans notre propre expérience pour établir également l'insuffisance du régime alimentaire du soldat.

Il ne nous est pas possible d'indiquer les phases successives par lesquelles a passé l'alimentation du soldat.

Voyons ce qu'elle est aujourd'hui.

Mais nous avons pensé qu'il serait utile et intéressant d'indiquer en même temps le régime alimentaire des armées d'Europe pour le comparer avec le nôtre.

Nous allons donc détailler le régime de chaque armée, puis nous dresserons un tableau comparé. (Voir ce dernier à la fin du volume).

Nos renseignements ont été puisés aux sources officielles : nous les devons à la gracieuse obligeance de Messieurs les ambassadeurs et ministres des diverses puissances à Paris, ou de Messieurs les représentants de la France à l'étranger.

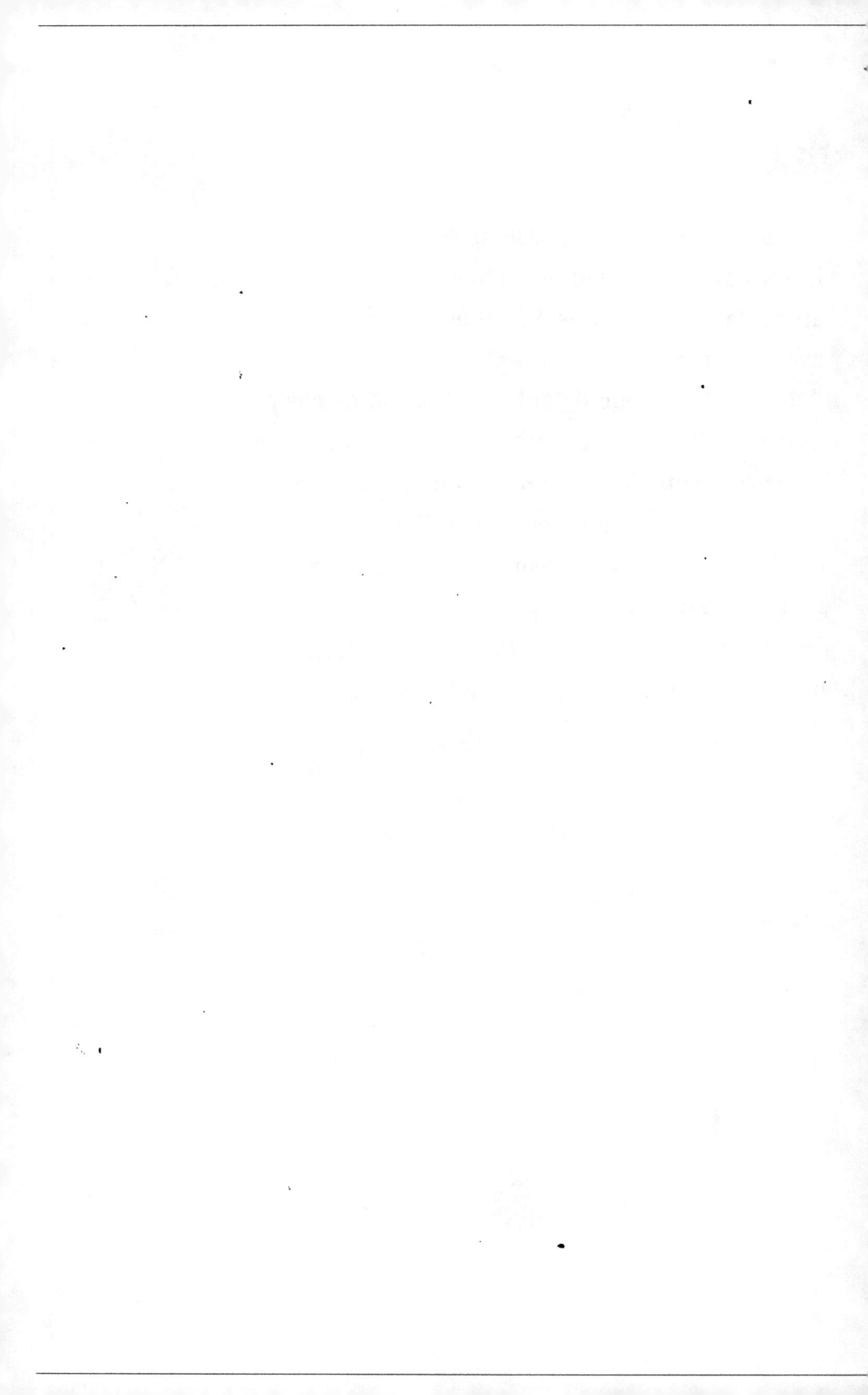

## SUÈDE

| DENRÉES. | QUANTITÉS. |
|---|---|
| Pain.................... | 850 grammes. |
| Viande fraîche ............ | 186    id. |
| Viande salée.............. | 91    id. |
| Porc frais ............... | 25    id. |
| Porc salé................ | 25    id. |
| Cabillaud ............... | 40    id. |
| Harengs. ............... | 74    id. |
| Pommes de terre.......... | 80 centilitres. |
| Pois verts................ | 20    id. |
| Pois jaunes.............. | 10    id. |
| Légumes frais............. | 2 centimes. |
| Orge.................... | 149 grammes. |
| Orge mondé.............. | 18    id. |
| Farine de froment......... | 7    id. |
| Beurre .................. | 82    id. |
| Sel ..................... | 2 centilitres 1/2. |
| Gingembre .............. | 9 centigrammes. |
| Marjolaine............... | 3 centimes pour 100 hommes |
| Argent de poche du fantassin. | 8 centimes 1/2. |

Ce régime, en vigueur depuis 1864, et distribué pour une semaine, à raison de trois repas par jour, n'est pas réparti en rations quotidiennes telles que nous les indiquons plus haut, mais de façon à varier chaque jour la nourriture.

Il est même permis à toute commission, chargée de l'approvisionnement, de s'écarter de la règle générale selon les circonstances, aussi bien quant à la distribution des aliments pour les divers repas, qu'en ce qui concerne l'échange de ces aliments contre d'autres également convenables, mais sous la condition expresse que d'un côté de telles modifications ne causeront point de plus grands frais, et d'autre part que le soldat obtiendra pleinement les avantages alimentaires qui lui incombent.

Pour la ration de campagne, rien de spécial n'a été prescrit jusqu'alors.

Dans les diverses guerres, le régime alimentaire a été fixé selon les ressources du pays, c'est ainsi que pendant une partie du règne de Charles XII le soldat recevait 850 grammes de viande.

Il est question en ce moment (décembre 1868)

de soumettre au roi un règlement spécial pour l'a-
limentation en temps de guerre.

Le soldat de l'*indelta* (armée agricole, cultivant
de véritables fiefs militaires) a une nourriture spéciale, reconnue depuis longtemps insuffisante, et
soumise à l'examen de l'administration de l'armée
et du collége de santé : le résultat de cet examen
sera vraisemblablement de remplacer l'eau-de-vie
et une certaine quantité de pain par une ration de
café et de sucre, et d'augmenter d'autres vivres ; le
manque de graisse est surtout regardé comme le
plus grand défaut du régime actuel.

| RUSSIE | | |
|---|---|---|
| DENRÉES. | EN PAIX. | EN CAMPAGNE. |
| Pain............... | 1228 grammes. | 1228 grammes. |
| Viande............. | 200 id. | 300 id. |
| Légumes........... | Fournis par des jardins militaires. | » |
| Gruau............. | 102 grammes. | 102 grammes. |
| Kwass (boisson faite avec farine)........ | Provenant de l'excédant de farine. | Comme en paix. |
| Eau-de-vie.......... | » | 153 millilitres. |
| Argent de poche du fantassin.......... | 3 centimes. | 5 centimes. |

En général, le pain n'est pas fourni en nature au soldat, il est remplacé par

Farine . . . . . . . 990 grammes.

Avec cette farine le soldat fait son pain lui-même dans des fours que possèdent les casernes.

En outre, comme cette quantité est plus que suffisante pour sa consommation, une partie de l'excédant de farine sert à faire une liqueur acidulée et légèrement fermentée que l'on nomme *Kwass*.

Le soldat peut être considéré comme ayant du pain et du kwass à discrétion.

Lorsque le soldat est employé à des travaux spéciaux, comme travaux d'utilité publique, de routes, etc., il touche la ration *renforcée* qui se compose de 1113 grammes de farine.

Si le soldat ne touche ni pain ni farine, on lui donne

Biscuit . . . . . . . 717 grammes.

Le pain de soupe n'existe pas dans l'armée

russe, en revanche le soldat reçoit chaque jour une ration de

Gruau . . . . . . . . 102 grammes,

Quantité qui peut être portée à 135, si la ration est renforcée.

Ce gruau est bouilli, puis grillé au four.

La viande, en temps de paix, n'est pas fournie en nature, elle est achetée directement par les corps ; à cet effet, le soldat reçoit une certaine somme qui varie d'après les localités.

Les gouvernements sont répartis en 3 classes : dans la première l'indemnité est de 12 centimes 7/9, dans la deuxième de 11, et dans la troisième de 10.

A Varsovie, elle est de 24 centimes ; dans le reste du royaume de Pologne, de 16 à 20 centimes.

Dans la Sibérie occidentale, elle est de 10 à 13 centimes, dans la Sibérie orientale, de 13 à 18.

Au Caucase, elle varie de 6 à 9 centimes, selon la mobilisation des troupes.

Dans la garde, la somme destinée à l'achat de la viande est variable et déterminée chaque année par une commission spéciale qui tient compte du prix des denrées ; elle est fixée actuellement à 19 centimes 1/2, somme que coûtent aujourd'hui à Saint-Pétersbourg 200 grammes de viande.

Les assaisonnements divers, tels que poivre, huile, etc., devant être achetés en outre avec ces 19 centimes 1/2, on voit qu'il est impossible de donner au soldat 200 grammes de viande par jour.

Toutefois, la nourriture des jours maigres qui sont rigoureusement observés en Russie, étant moins chère que celle des jours gras à cause du bon marché du poisson et des pois qui remplacent la viande, c'est à peu près 200 grammes de viande que mange le soldat russe chaque jour gras.

Toutes les troupes casernées ont des jardins qui leur fournissent les légumes nécessaires à leur consommation, notamment les choux qui entrent pour une très-grande part dans l'alimentation du soldat russe et avec lesquels il confectionne une soupe particulière nommée *stchï*.

Il y a 196 jours dans l'année pendant lesquels le soldat fait gras, et 159 pendant lesquels il fait maigre.

Les jours maigres, la viande est remplacée par du poisson fumé, des légumes, etc.

En campagne, la viande est fournie par l'administration de l'armée, et la ration portée à 300 grammes.

On distribue aussi de l'eau-de-vie aux troupes, la ration est de 153 millilitres.

C'est le général en chef qui fixe le nombre de rations d'eau-de-vie à délivrer par semaine.

Outre la solde régulière, l'Empereur donne aux régiments dont il est le chef 6,640 francs par bataillon, 1,760 par escadron, 6,400 par brigade d'artillerie.

Cet argent est réparti de la manière suivante : Le jour de sa fête, 28 fr. 56 cent. au sergent-major, 11,40 au sous-officier, 5,68 au soldat ; le jour de son mariage ou du baptême d'un de ses enfants, 114 fr. 28 cent. au sergent-major, 57,14 au sous-officier, 28,56 au soldat.

A chaque revue que l'Empereur passe, il donne pour toutes les troupes qui y prennent part : 4 à 12 francs par sous-officier, 1 à 4 par soldat.

Après la saison des manœuvres, on ne conserve

que le nombre de soldats strictement nécessaire pour le service de garde.

Les autres vont tour à tour travailler pour le compte des particuliers; c'est du 15 août au 15 octobre que ces absences ont lieu.

La main-d'œuvre étant fort chère en Russie, le soldat gagne ainsi chaque année une somme assez forte qui vient améliorer beaucoup ses petites ressources.

Nous avons vu que le soldat russe recevait 990 grammes de farine par homme et par jour, quantité plus que suffisante pour faire son pain et pour confectionner la boisson qui lui est habituelle.

Le surplus est vendu, et l'argent en est distribué aux hommes; à Saint-Pétersbourg, cette vente a produit dans l'année courante près de 20 francs par homme.

La plus grande partie de l'armée n'est pas casernée faute des locaux nécessaires.

Le soldat est donc généralement cantonné chez l'habitant.

Lorsque les cantonnements sont resserrés, ce

qui arrive dans la belle saison à l'époque des manœuvres, le soldat vit alors à l'ordinaire de sa
compagnie, comme le font les troupes casernées.

Lorsque les cantonnements sont élargis, c'est-
à-dire lorsque les soldats sont disséminés dans les
villages, ils doivent être nourris par le paysan qui
les loge.

Le paysan est censé recevoir en échange de la
nourriture qu'il donne la farine et le gruau du
soldat, mais en réalité il ne reçoit rien ; le soldat
garde sa farine et son gruau qu'il peut vendre, et
la seule compensation du paysan consiste dans les
petits services que le soldat lui rend et dans l'aide
qu'il lui prête pour les travaux de la campagne.

## DANEMARK

| DENRÉES. | EN GARNISON | EN CAMPAGNE, DANS LES CAMPS. | DANS LES FORTS MARITIMES DE COPENHAGUE |
|---|---|---|---|
| | | Diner. | Ration complète. |
| Pain de seigle........ | 750 gram. | 750 gram. | 750 gram. |
| Viande.............. | | 248 id. | 323 id. |
| Légumes (orge mondé). | Le soldat se nourrit comme il l'entend avec les 69 centimes alloués. | 37 centil. | 50 centil. |
| Sel ................ | | 12 gram. | 16 gram. |
| Eau-de-vie .......... | | 25 centil. | 33 centil. |
| Argent de poche du fantassin............. | 69 cent. | 35 cent. | 23 cent. |

En garnison, le soldat pourvoit lui-même à sa nourriture.

Il reçoit seulement en nature 750 grammes de pain de seigle par jour.

Il touche 64 centimes de solde, et 69 après 6 mois de service.

Sur le pied de guerre, en marche, dans les forts maritimes de Copenhague ou dans les camps annuels d'exercice, il reçoit la solde de guerre ou de camp, c'est-à-dire 75 centimes, outre le pain.

Sur le pied de guerre ou de camp et en marche, on donne au soldat, outre sa ration de pain, des vivres pour son dîner, en déduisant toutefois 40 centimes de sa solde journalière.

Ce dîner consiste en :

| | |
|---|---|
| Bœuf frais. . . . . . . | 248 grammes, |
| Orge mondé. . . . . . | 37 centilitres, |
| Sel. . . . . . . . . | 12 grammes, |
| Eau-de-vie. . . . . . | 50 centilitres ; |
| Ou | |
| Viande salée ou lard . . . | 250 grammes, |
| Pois ordinaires ou cassés. . | 33 ou 25 centil; |

7*

Ou

Riz . . . . . . . .        95 grammes,

Merluche (morue sèche).  .  250     id.,

Beurre . . . . . . .       28     id.,

Eau-de-vie. . . . . .      25 centilitres.


En remplacement d'eau-de-vie, on peut donner:


Café . . . . . . . .       10 grammes,

Sucre jaune. . . . . .     12     id.


Ou l'équivalent en argent.

Si l'armée, sur pied de guerre, est exposée à des fatigues de nature à rendre désirable une plus forte nourriture, la ration ordinaire est susceptible d'une augmentation de :


Bœuf frais . . . . . .     30 grammes,

Ou

Viande salée ou lard . . .   30 grammes.


Dans les cas de fatigues extraordinaires, on peut

donner au soldat, sans rien déduire de sa ration
ordinaire :

Lard fumé .  .  .  .  .  . 250 grammes,
Eau-de-vie.  .  .  .  .  . 12 centilitres.

Les soldats tenant garnison dans les ports maritimes de Copenhague reçoivent la nourriture complète moyennant une déduction de 52 centimes,
d'où il reste pour argent de poche 23 centimes.

## ANGLETERRE

| DENRÉES. | EN PAIX. | EN CAMPAGNE | EN CHINE, À CEYLAN, dans les ports des DÉTROITS. |
|---|---|---|---|
| Pain . . . . . . . . . . . . . . | 453 gram. | 680 gram. | 566 gram. |
| Viande. . . . . . . . . . . . | 302 id. | 453 id. | 566 id. |
| Légumes . . . . . . . . . . . | Indemnité | » | 453 id. |
| Riz . . . . . . . . . . . . . | » | » | 56 id. |
| Sel . . . . . . . . . . . . . | Indemnité | 14 gram. | 28 id. |
| Poivre . . . . . . . . . . . | Indemnité | 77 centig. | » |
| Thé . . . . . . . . . . . . . | Indemnité | 5 gram. | 14 gram. |
| Café . . . . . . . . . . . . | » | 9 id. | 14 id. |
| Sucre . . . . . . . . . . . | Indemnité | 56 id. | 70 id. |
| Rhum . . . . . . . . . . . . | » | 7 centil. | » |
| Bière . . . . . . . . . . . | 10 c. d'ind. | » | » |
| Porter . . . . . . . . . . . | » | » | 75 centil. |
| Argent de poche du fantassin . . . . . . . . . . . | 38 cent. | 38 cent. | 38 cent. |

En temps de paix, le soldat doit se procurer lui-même l'épicerie, le lait, le thé, le sucre, les légumes, etc., avec une somme de 16 centimes qui lui est allouée.

En temps de guerre, le pain peut être remplacé par :

Biscuit . . . . . . . 453 grammes.

La ration de campagne peut être modifiée en raison des circonstances de climat et d'approvisionnement.

L'alimentation, règle générale, est fournie en nature dans toutes les positions ; l'indemnité d'argent qui en tient lieu n'est donnée qu'exceptionnellement.

En paix, la solde du fantassin est comptée sur le pied de 13 pence (1 franc 23 centimes).

Il est certaines stations, comme la Chine, Ceylan et les ports du détroit, où une ration spéciale est donnée comme *ration de santé.*

## PRUSSE

| DENRÉES. | EN PAIX. | EN CAMPAGNE. |
|---|---|---|
| Pain de seigle........ | 700 grammes. | 750 grammes. |
| Viande............. | 144 id. | 360 id. |
| Légumes secs........ | 224 id. | 120 id. |
| Sel............... | 24 id. | 24 id. |
| Café.............. | » | 24 id. |
| Argent de poche du fantassin............ | 22 centimes. | 25 centimes. |

Le soldat prussien reçoit par jour 37 centimes 1/2, outre le pain.

Sur cette somme l'état retient 15 centimes 1/2 pour les verser à la commission des vivres qui fonctionne dans chaque régiment.

Il y ajoute un premier supplément invariable de 4 centimes et un second variable, qui est évalué plus ou moins haut selon que le prix des vivres est plus ou moins élevé dans chaque localité.

Le taux de ce second supplément est fixé tous les trimestres et varie selon les garnisons : dans la Prusse orientale, il est très-bas ; sur les bords du Rhin au contraire, il est d'habitude très-élevé.

A Berlin, pendant le 4° trimestre de l'année 1868 il était de 15 centimes 1/2.

Il y a par jour 2 repas réglementaires ; le 1er à 6 heures 1/2 du matin, qui se compose de soupe ; le 2° à midi, qui se compose de viande et de légumes.

En outre, la commission qui est chargée d'assurer le service des vivres de chaque compagnie trouve quelquefois le moyen de donner aux soldats dans l'après-midi un 3° repas, qui se compose de café.

Mais la chose est absolument facultative.

Il en est de même du reste pour d'autres mesures qui sont abandonnées absolument à l'initiative des capitaines commandant les compagnies, sous la surveillance et la responsabilité desquels fonctionnent les commissions chargées d'assurer la nourriture du soldat.

Les légumes secs peuvent être remplacés par

Riz . . . . . . . . 96 grammes,

Ou

Orge. . . . . . . . 112 grammes,

Ou

Pommes de terre . . . . demi-mesure.

En campagne, le pain peut être remplacé par

Biscuit . . . . . . . 500 grammes;

La viande fraîche ou salée par

Viande fumée . . . . . 240 grammes,

Ou

Lard . . . . . . . . 160 grammes.

Si l'on ne peut pas accorder la ration entière de viande, on donne un complément de

Pain. . . . . . . . 250 grammes.

Les légumes secs peuvent être remplacés par

Orge, froment ou autre blé.  125 grammes,

                        Ou

Farine . . . . . . . . 240 grammes,

                    Ou

Pommes de terre . . . . 960 grammes.

Cette alimentation en campagne est fournie directement par l'état qui accorde au soldat la même solde de 37 centimes 1/2, en retenant seulement 12 centimes 1/2.

Aucune boisson alimentaire n'est accordée en paix ou en guerre.

## AUTRICHE

| DENRÉES. | EN PAIX. | EN CAMPAGNE. |
|---|---|---|
| Pain................ | 960 grammes. | 960 grammes. |
| Viande............. | 280    id. | 560    id. |
| Farine (pour pâtes)... | 225    id. | 225    id. |
| Vin................ | » | 37 centilitres. |
| Café sucré.......... | » | 37    id. |
| Argent de poche du fantassin........... .. | 13 centimes. | 24 centimes. |

En temps de paix, le soldat reçoit par jour 54 centimes (27 kreutzer), dont 29 alloués pour la nourriture, 13 pour le pain et 12 pour l'argent de poche, sur lequel il paie les menus frais nécessaires à l'entretien de son équipement.

Le soldat se nourrit lui-même.

La ration de pain est de 960 grammes.

Il n'y a qu'un repas par jour : ce repas comporte soupe à discrétion, environ 280 grammes de viande, et un mets fait avec de la farine (*mehlspeisen*), alternant avec des légumes.

Soir et matin, le soldat doit se contenter de sa ration de pain.

On ne lui fournit aucune boisson alimentaire.

En campagne, le soldat reçoit 10 centimes pour supplément de solde, 10 centimes pour surcroît de fatigue et 10 centimes pour frais de route.

Sa nourriture est réglée de la manière suivante : un seul repas, composé de 560 grammes de viande, et de la même ration de farine ou de légumes qu'en temps de paix.

Il reçoit 960 grammes de pain.

En hiver, il touche le matin 37 centilitres d'eau-de-vie; en été, il perçoit 37 centilitres de vin ou de bière pour le repas, et 37 centilitres de café sucré ou une ration de petite soupe pour le matin.

En tout temps, le soldat a droit, quand il fume, à 490 grammes de tabac par mois, qu'il paie 45 centimes sur ses deniers de poche.

## BAVIÈRE

| DENRÉES. | EN GARNISON. | EN CANTONNEMENT CHEZ L'HABITANT. | EN CAMPAGNE. |
|---|---|---|---|
| Pain.............. | 750 gram. | 750 gram. | 750 gram. |
| Viande ........... | 250   id. | 400   id. | 250   id. |
| Légumes.......... | Selon les ressources. | Quantité indéterminée. | 96 id. (riz) |
| Sel.............. | id. | id. | 24   id. |
| Bière............ | id. | 58 centil. | 58 centil. |
| Argent de poche du fantassin........ | 14 cent. 1/3. | ? | ? |

1° En garnison, le soldat se nourrit lui-même moyennant un versement de 25 centimes (7 kreutzer) par jour.

La solde est de 39 centimes (11 kreutzer), outre le pain.

La ration de pain est de 750 grammes : dans les garnisons qui possèdent des manutentions, le soldat en perçoit 500 en nature et 250 en argent; dans toutes les autres garnisons, la ration entière est perçue en argent, ce qui oblige le soldat à se procurer son pain lui-même.

En principe, la ration de viande est de 250 grammes; quand le prix de la livre de viande dépasse 43 centimes (12 kreutzer), l'état paie la moitié de la différence.

De même, comme le soldat a l'habitude de boire de la bière pendant ses repas, bière qu'il achète avec son argent de poche, l'état paie la moitié de la différence, quand le prix du litre de bière dépasse 21 centimes (6 kreutzer).

Les légumes et l'épicerie sont achetés avec l'argent de l'ordinaire.

8*

Le prix d'achat des denrées est réglé au commencement de chaque mois.

2° Lorsque les troupes bavaroises sont réunies dans les camps de manœuvres et d'instruction, si elles sont obligées de pourvoir elles-mêmes à leur subsistance, elles touchent leur solde complète, à laquelle on ajoute un supplément de 29 centimes (7 kreutzer) par jour.

Lorsqu'il se trouve des magasins à leur portée, elles touchent en nature 750 grammes de pain et 250 grammes de viande.

3° Quand le soldat est cantonné chez l'habitant et qu'il doit être nourri par lui, il a droit à la ration de pain réglementaire et au régime suivant :

Le matin, une soupe nourrissante ;

A midi, une soupe nourrissante, des légumes, 250 grammes de bœuf ou, faute de ce dernier, un plat confortable fait avec de la farine, et 58 centilitres de bière ;

Le soir, une soupe, 150 grammes de viande ou, en place de cette dernière, 58 centilitres de bière, qui peut être remplacée par 29 centilitres de vin ou 7 centilitres d'eau-de-vie.

4° En campagne, les vivres suivants sont fournis en nature :

Pain. . . . . . . . 750 grammes,
Viande . . . . . . . 250    id.,
Riz . . . . . . . . 95    id.,
Sel . . . . . . . . 24    id.,
Bière . . . . . . . 58 centilitres.

La viande fraîche peut être remplacée par :

Viande salée . . . . . 250 grammes,
Ou
Viande fumée . . . . . 160 grammes,
Ou
Porc ou lard frais . . . . 125 grammes.

Le riz peut être remplacé par :

Gruau fin . . . . . . 96 grammes,
Ou
Farine de froment ordinaire. 128 grammes,
Ou

Légumes secs ou pâtes  .   .   208 grammes,

Ou

Pommes de terre .   .   .   .   692 grammes.


La bière peut être remplacée par :


Eau-de-vie .   .   .   .   .   .   11 centilitres,

Ou

Vin .   .   .   .   .   .   .   29 centilitres,

Ou

Café .   .   .   .   .   .   .   10 grammes,

Sucre  .   .   .   .   .   .   10      id.

# WURTEMBERG

| DENRÉES. | EN GARNISON. | DANS LES CAMPS OU EN CANTONNEMENT. | EN CAMPAGNE. |
|---|---|---|---|
| Pain.............. | 937 gram. | 750 gram. | La ration n'a pas été fixée. |
| Viande........... | 160 id. | 375 id. | |
| Riz.............. | 115 id. | 125 id. | |
| Sel.............. | 14 id. | 25 id. | |
| Poivre........... | 3 centig. | » | |
| Café grillé........ | 11 gram. | 25 id. | |
| Sucre............. | 12 id. | 25 id. | |
| Vin ............. | » | 46 centil. | |
| Argent de poche du fantassin........ | 17 cent. 3/4. | ? | |

Le pain et la viande sont fournis par l'état.

Le soldat achète lui-même le reste avec la solde qui lui est allouée.

Une ou deux fois par semaine, la viande est remplacée par :

Nouilles. . . . . . . 100 grammes.

La viande de bœuf peut être remplacée par :

Porc. . . . . . . . 150 grammes.

Le riz peut être remplacé par :

Haricots verts . . . . . 310 grammes.
Ou
Pois ou lentilles. . . . . 200 grammes.
Ou
Pommes de terre . . . . 920 grammes.

Il y a 2 repas : à 4 heures du matin, une demi-bouteille de café au lait ; à midi ou à 1 heure, soupe, viande et légumes, ou nouilles et légumes.

En cantonnement, le soldat est nourri par l'habitant, que l'état rembourse suivant un tarif fixé d'avance ; le soldat peut exiger le régime que nous avons indiqué plus haut, mais généralement il est parfaitement traité.

Dans les camps, il reçoit la ration indiquée plus haut ; s'il n'a pas la boisson alimentaire en nature, il en touche l'équivalent en argent.

Pour la ration de camp, on peut remplacer le pain par

Biscuit . . . . . .        500 grammes ;

La viande par

Lard . . . . . . .        165 grammes ;

Le riz par

Pois ou lentilles . . . .        250 grammes,

Ou

Pommes de terre . . .        1500 grammes ;

Le vin par

Bière . . . . . . . 92 centilitres,

Ou

Eau-de-vie . . . . . 115 millilitres.

Tous les trois ans, le gouvernement fait voter par le pouvoir législatif la somme fixée pour l'allocation des troupes.

## SAXE

| DENRÉES. | EN PAIX. | EN CAMPAGNE. |
|---|---|---|
| Pain............... | 690 grammes. | 750 grammes. |
| Viande............. | 144    id. | 375    id. |
| Riz ............... | 88    id. | 72    id. |
| Sel............... | 24    id. | 24    id. |
| Café .............. | » | 24    id. |
| Argent de poche du fan-tassin ........... | 18 centimes 3/4. | 18 centimes 3/4. |

En temps de paix, le soldat saxon ne reçoit en nature qu'une ration de pain de 690 grammes, et se nourrit lui-même avec sa solde fixe, qui est de 31 centimes 1/5 par jour, et un supplément qui est réglé tous les six mois d'après la moyenne du prix des denrées dans les villes de garnison, et varie entre 7 1/2 et 12 centimes 1/2.

Quand la troupe est casernée, elle s'organise en ménages, et le soldat verse 13 centimes 1/2, outre le supplément dont nous venons de parler.

Pour cette somme, qui est de 23 centimes en moyenne, il reçoit son dîner qui consiste en viande, riz et sel, dont les quantités sont indiquées dans le tableau ci-dessus.

Le riz peut être remplacé par

Gruau.  .   .   .   .   .   .   112 grammes,
                    Ou
Pois, ou lentilles, ou haricots   224    id.,
                    Ou
Pommes de terre.  .   .   .      3 litres.


En marche, le soldat est nourri complètement

par l'habitant, auquel le gouvernement rembourse la retenue indiquée plus haut.

En campagne, le riz peut être remplacé par

Pommes de terre  .   .   .    1500 grammes.

En temps de paix et en temps de guerre, le soldat ajoute à sa nourriture comme il l'entend, avec l'argent de poche.

## HOLLANDE

| DENRÉES. | EN PAIX. | EN CAMPAGNE. |
|---|---|---|
| Pain ............... | 750 grammes. | 750 grammes. |
| Viande ............. | 250 id. | 250 id. |
| Riz ............... | 50 id. | 40 id. |
| Pommes de terre..... | 2 litres. | 2 litres. |
| Légumes (pour condiments) ........... | 2 cent. d'indem. | » |
| Sel ................ | 20 grammes. | 24 grammes. |
| Vinaigre ........... | » | 4 centilitres. |
| Graisse ............ | 25 grammes. | » |
| Café sucré ......... | 25 centilitres. | 25 centilitres. |
| Argent de poche du fantassin ......... | 10 à 16 centimes. | 20 centimes 1/2. |

En temps de paix, il est alloué au soldat, outre le pain, une solde quotidienne avec laquelle il se nourrit lui-même.

Il y a deux repas par jour.

Le repas du matin se compose de viande (250 grammes), de riz (50 grammes), de 20 grammes de sel, de 5 milligrammes de poivre et de condiments herbagers (1/5 de centime).

Le dîner, qui a lieu vers 3 heures 1/2, se compose ordinairement de pommes de terre (2 litres), de condiments herbagers (2 centimes) et de graisse (25 grammes).

Pendant les mois d'hiver, on donne souvent, au lieu de ce qui précède, une soupe aux pois ou aux fèves ; le soldat reçoit dans ce cas :

| | |
|---|---|
| Viande (pour le matin). . | 125 grammes, |
| Lard fumé (pour le dîner) . | 40    id. |

Avant l'exercice du matin, le soldat prend une tasse de café, qui revient à 2 centimes.

En campagne, il reçoit également du café, en

remplacement du genièvre qui lui était distribué autrefois.

Quelle que soit la cherté des vivres, le gouvernement assure au soldat en temps de paix, un minimum de 10 centimes 1/4 pour argent de poche.

## BELGIQUE

| DENRÉES. | EN PAIX. | EN CAMPAGNE. |
|---|---|---|
| Pain de seigle........ | 750 grammes. | 750 grammes. |
| Viande ............. | 250     id. | 250     id. |
| Bouillon............ | 1 litre. | » |
| Pommes de terre..... | 1000 grammes. | » |
| Légumes (pour condi-ments) ........... | 1/2 cent. d'indem. | » |
| Riz ................ | » | 30 grammes. |
| Café sucré.......... | 25 centilitres. | 25 centilitres. |
| Vinaigre............ | » | 4     id. |
| Genièvre ........... | » | 5     id. |
| Argent de poche du fantassin.......... | 10 centimes. | ? |

En paix, le soldat se nourrit lui-même avec sa solde.

Cette solde est de 49 centimes, outre le pain.

La ration de campagne, détaillée plus haut, a été donnée en 1848, dernière année de la distribution faite aux corps de troupe campés.

L'ordinaire se fait d'habitude par bataillon.

| SUISSE | | |
|---|---|---|
| DENRÉES. | EN GARNISON, EN RASSEMBLEMENT ET DANS LES CAMPS. | EN CAMPAGNE. |
| Pain de froment ou d'épeautre............ | 750 grammes. | 750 grammes. |
| Viande............. | 312 id. | 500 id. |
| Légumes, sel et bois.. | 10 cent. d'indem. | 10 c. d'indem. |
| Vin (par extraordinaire) | 38 centilitres. | 38 centilitres. |
| Café au lait sucré.... | 75 id. | 75 id. |
| Pain de soupe, épicerie. | 5 centimes. | 5 centimes. |
| Argent de poche du fantassin............ | 30 id. | 30 id. |

Le fantassin suisse touche une solde de 45 centimes, outre le pain, la viande, parfois du vin, et une indemnité pour légumes, sel et bois.

Sur cette solde, une somme de 15 centimes seulement est prélevée pour achat de café, sucre, lait, pain de soupe et condiments.

Il reste donc pour argent de poche 30 centimes.

Les troupes suisses reçoivent la nourriture soit des habitants, chez lesquels elles sont logées, soit de fournisseurs désignés dans les places, soit des magasins fédéraux.

Lorsque le soldat est nourri par l'habitant, il a droit à la nourriture ordinaire consistant en déjeûner, dîner et souper.

L'administration militaire accorde un franc par jour et par homme pour la nourriture et le logement.

Dans les garnisons, dans les rassemblements de troupe et dans les écoles militaires (manœuvres annuelles), le soldat touche les vivres en nature, livrés par des fournisseurs.

Cette livraison ne comporte que le pain et la viande.

Cependant, il peut être fait par extraordinaire des distributions de vin ou d'eau-de-vie; celles d'eau-de-vie (9 centilitres par ration) sont très-rares.

Pour les légumes, le sel et le bois, il est alloué une indemnité journalière de 10 centimes.

Le café avec le lait et le sucre, les condiments et le pain de soupe sont achetés par les soins de chaque compagnie, au moyen d'une somme de 15 centimes prélevée sur la solde par jour et par homme, comme nous l'avons déjà dit.

Chaque établissement militaire possède une machine pour griller le café.

Il y a 3 repas : le matin, café au lait; à 10 heures 1/2, soupe au pain et légumes avec la viande; à 6 heures du soir, soupe au pain faite avec des légumes secs et du bouillon restant du dîner.

# FRANCE

| DENRÉES. | EN PAIX. | EN CAMPAGNE. |
|---|---|---|
| Pain de froment (pour repas)............. | 750 grammes. | 750 grammes. |
| Pain de froment (pour soupe)............. | 250 id. | » |
| Viande.............. | 250 id. | 250 grammes. |
| Légumes ............ | Selon les ressources | 30 id. (Riz.) |
| Sel................... | Idem. | 16 id. |
| Café ............... | » | 20 id. |
| Sucre............... | » | 25 id. |
| Argent de poche du fantassin ......... | 5 centimes. | 25 centimes. |

En temps de paix, le soldat ne reçoit que le pain en nature.

Il se nourrit lui-même avec la solde qui lui est allouée ; cette solde est de 48 centimes, dont 5 au moins doivent être laissés pour argent de poche et dont 3 sont prélevés pour quelques menus frais.

Il fait 2 repas par jour, l'un à 10 heures du matin, l'autre entre 4 et 5 heures du soir.

En campagne, le soldat perçoit tout en nature et l'argent de poche est destiné à améliorer l'ordinaire.

La ration de campagne, indiquée dans le tableau ci-dessus, est celle qui était encore en usage pendant la dernière guerre d'Italie.

« Cette ration, dit M. Michel-Lévy (rapport cité, pages 29 et 30), est encore à l'étude.

« L'expérience des dernières guerres a conduit aux fixations suivantes :

Biscuit de repas et de soupe (représentant 1000
      gr. de pain).  .   .   .   .    735 grammes.
Viande fraîche .  .   .   .   .    300    id.
Riz  .  .  .  .  .  .  .    60    id.
Sel  .  .  .  .  .  .  .    16    id.
Sucre  .  .  .  .  .  .    21    id.
Café .  .  .  .  .  .  .    16    id.

## PORTUGAL

| DENRÉES. | EN PAIX. | EN CAMPAGNE. |
|---|---|---|
| Pain de froment..... | 700 grammes | 700 grammes. |
| Viande............. | » | 250 id. |
| Morue salée......... | selon les ressources. | » |
| Légumes ........... | Idem. | » |
| Vin ............... | » | 40 centilitres. |
| Argent de poche du fantassin.......... | 11 centimes. | 11 centimes. |

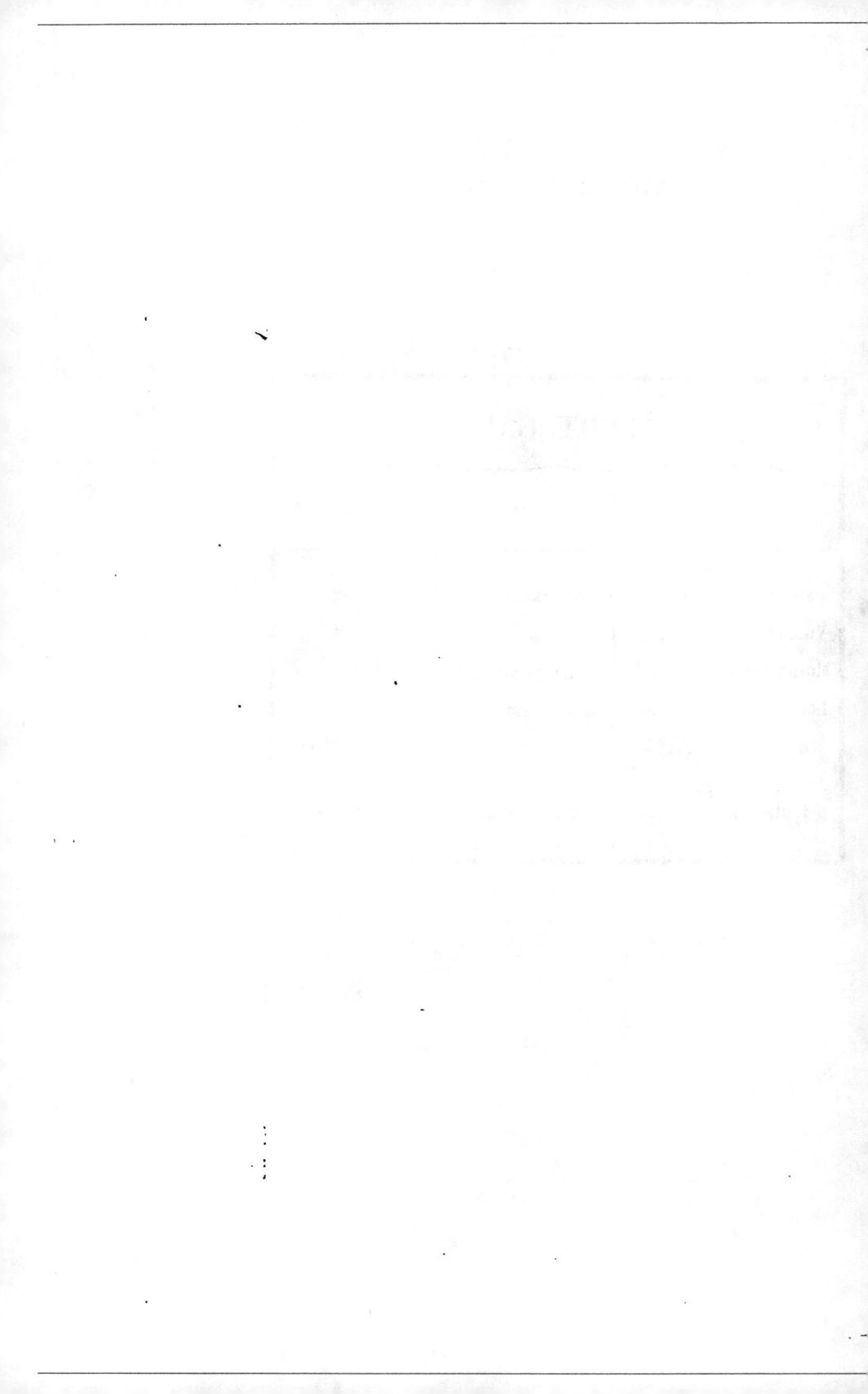

En temps de paix, le soldat portugais se nourrit lui-même.

Sa solde journalière est de 41 centimes 1/2, dont 30 1/2 sont prélevés pour la nourriture; de plus, il perçoit en nature une des rations de pain suivantes :

Pain de blé. . . . . . 700 grammes,
Pain de seigle. . . . . 900 id.
Pain de maïs.. . . . . 1350 id.

Le pain, en général, est fait avec du froment, mais dans quelques provinces du nord il est fait avec du maïs et très-rarement avec du seigle.

Le pain de soupe est acheté sur les fonds de l'ordinaire.

Les denrées dont se nourrissent les soldats sont : Viande, morue sèche, riz, pois chiches, haricots, pommes de terre, choux, macaroni.

En général, on ne peut donner de viande qu'une fois par semaine, ordinairement le dimanche.

La quantité de viande et des autres denrées dépend nécessairement du prix des substances alimentaires.

En temps de guerre, on donne au soldat les

rations suivantes, outre le pain dont la quantité est la même qu'en temps de paix.

Viande de bœuf . . . . 250 grammes,

Vin . . . . . . . . 40 centilitres ;

Ou

Morue salée. . . . . . 250 grammes,

Huile. . . . . . . . 1 centilitre,

Vin . . . . . . . . 40 id.

Ou

Mouton. . . . . . . 350 grammes,

Vin . . . . . . . . 40 centilitres ;

Ou

Riz . . . . . . . . 200 grammes,

Lard. . . . . . . . 100 id.

Vin . . . . . . . . 40 centilitres.

Il y a 2 repas par jour, dont l'heure varie selon les saisons : le 1er n'a jamais lieu avant 7 heures du matin, et le 2e jamais après 4 heures du soir, excepté si des circonstances extraordinaires l'exigent.

L'excédant des fonds destinés à l'éclairage des casernes et au combustible des cuisines est versé à l'ordinaire.

## ESPAGNE

| DENRÉES. | EN PAIX. | EN CAMPAGNE. |
|---|---|---|
| Pain................. | 700 grammes. | 700 grammes. |
| Viande.............. | Selon les ressources. | 500    id. |
| Pommes de terre..... | id. | » |
| Lard................ | id. | » |
| Sel................. | id. | 8 grammes. |
| Vin................. | » | 50 centilitres. |
| Eau-de-vie.......... | » | 5    id. |
| Café............... | » | 16 grammes. |
| Sucre....... ...... | » | 21    id. |
| Argent de poche du fantassin ......... | 13 centimes. | 13 centimes. |

En temps de paix, la solde du soldat, outre le pain, est de 48 centimes (2 réaux) par jour, dont 36 consacrés à l'ordinaire.

Le soldat se nourrit lui-même par compagnie.

Il y a 2 repas; le 1er entre 9 et 10 heures du matin, le 2e entre 6 et 7 heures du soir.

Le régime varie selon le prix des denrées dans les diverses localités, mais il se compose générale-ment de viande, lard, morue, pommes de terre, haricots verts, riz, pois chiches ou autres lé-gumes.

C'est la viande que les soldats mangent le moins souvent; ils préfèrent à tout un ragoût préparé avec des pois chiches, du riz, des haricots et du lard; ils mangent souvent aussi de la morue.

En temps de guerre, on accorde aux troupes un supplément de solde, fixé préalablement par l'état.

Ce supplément varie de 12 à 24 centimes par jour et par homme; il peut être remplacé par une ration appelée *ration d'étape;* on se règle alors d'après le tarif ci-dessous qui renferme 10 sortes de ration :

10*

### 1°

Viande . . . . . . . 500 grammes.

### 2°

Viande . . . . . . . 250    id.,
Riz ou pois chiches . . . 150    id.

### 3°

Viande . . . . . . . 250    id.,
Haricots ou fèves . . . . 250    id.

### 4°

Morue . . . . . . . 250    id.,
Riz . . . . . . . . 100    id.,
Huile . . . . . . .      5 centilitres;

### Ou

Morue . . . . . . . 250 grammes,
Haricots . . . . . . 150    id.,
Huile. . . . . . . .      5 centilitres;

### 5°

| | |
|---|---|
| Morue . . . . . . | 150 grammes, |
| Riz ou pois chiches . . . | 150    id., |
| Huile . . . . . . . | 5 centilitres. |

### 6°

| | |
|---|---|
| Morue . . . . . . | 150 grammes, |
| Haricots. . . . . . . | 250    id., |
| Huile. . . . . . . | 5 centilitres. |

### 7°

| | |
|---|---|
| Lard. . . . . . . | 100 grammes, |
| Haricots ou fèves . . . . | 250    id. |

### 8°

| | |
|---|---|
| Lard. . . . . . . | 100    id., |
| Riz . . . . . . . | 150    id. |

### 9°

| | |
|---|---|
| Viande . . . . . . | 250    id., |

Lard. . . . . . . . 50 grammes,
Pommes de terre . . . . 450    id.

### 10°

Morue . . . . . . . 250    id.,
Pommes de terre . . . . 450    id.,
Huile . . . . . . . 10 centilitres.

Pendant la campagne du Maroc (1859-1860), on adopta pour la nourriture du soldat la viande de bœuf, cuite et préparée dans des marmites anglaises contenant chacune 16 livres pour 16 rations. (Nous ignorons le mérite de ce procédé.)

## ITALIE

| DENRÉES. | EN PAIX. | DANS LES CAMPS D'INSTRUCTION. | EN CAMPAGNE. |
|---|---|---|---|
| Pain de froment....... | 735 gram. | 735 gram. | 750 gram. |
| Pain id. (pour soupe). | 183 id. | 183 id. | » |
| Viande.............. | 200 id. | 200 id. | 300 gram. |
| Riz ou pâtes......... | 150 id. | 150 id. | 120 ou 100 g. |
| Légumes (pour condim.) | 2 cent. | » | » |
| Sel................. | 2 id. | 15 gram. | 15 gram. |
| Poivre .............. | 1 id. | » | » |
| Lard............... | » | 15 gram. | 15 gram. |
| Vin................ | 25 centil. | 25 centil. | 25 centil. |
| Café grillé.......... | » | » | 15 gram. |
| Sucre .............. | » | » | 20 id. |
| Argent de poche du fantassin............. | 10 cent. | 20 cent. | 20 cent. |

En temps de paix, la solde du soldat, outre le pain, est de 45 centimes, dont 35 consacrés à l'ordinaire.

La nourriture se fait en commun par compagnie et au moyen de marmites économiques.

Le pain est bluté à 15 %.

Il est fait, par année, 260 distributions de vin ou de café et sucre.

Les commandants généraux de division sont autorisés à modifier, selon les cas, les saisons et les produits locaux, la composition du régime alimentaire, dans un but d'économie ou d'hygiène meilleure.

Mais dans ce cas, l'avis des médecins est nécessaire.

En campagne le pain est bluté à 20 %.; il peut être remplacé par

Biscuit . . . . . . . . 550 grammes.

Au lieu de la ration de guerre ci-dessus, on peut distribuer ce qu'on nomme la *ration sèche*, composée comme il suit :

Biscuit . . . . . . . 660 grammes.

Fromage. . . . . . . 75   id.

Lard. . . . . . . . 75   id.

Vin . . . . . . . . 25 centilitres.

La composition des rations en campagne peut être modifiée par ordre du commandant en chef.

Au lieu de pain ou biscuit, on peut distribuer, pour faire la *polenta,*

Farine de maïs. . . . . 800 grammes.

La viande de boucherie peut être remplacée par

Viande salée . . . . . 240 grammes,

Ou

Viande en conserves . . . 180   id.

Le fromage, qui dans la ration sèche remplace la viande, est quelquefois distribué extraordinairement à raison de 50 grammes par soldat.

La ration de riz ou de pâtes peut être remplacée par

Légumes secs . . . . . 120 grammes,

Ou

Légumes comprimés . . . 75   id.

Le lard peut être remplacé par une quantité équivalente de fromage.

# TURQUIE

| DENRÉES. | EN PAIX. | EN CAMPAGNE. | PENDANT LE MOIS DU RAMAZAN. |
|---|---|---|---|
| Pain................ | 966 gram. | 966 gram. | 966 gram. |
| Viande.............. | 257 id. | 257 id. | 257 id. |
| Riz ................ | 85 id. | 85 id. | 325 id. |
| Pois chiches ......... | 22 id. | 22 id. | 22 id. |
| Oignons............. | 21 id. | 21 id. | 21 id. |
| Sel ................ | 21 id. | 21 id. | 21 id. |
| Beurre fondu ........ | 9,5 id. | 9,5 id. | 9,5 id. |
| Blé ................ | » | » | 24 id. |
| Olives.............. | » | » | 13 id. |
| Sucre .............. | » | » | 74 id. |
| Confitures ........... | » | » | 13 id. |
| Fromage ............ | » | » | 13 id. |
| Argent de poche du fantassin.......... | 17 cent. | 17 cent. | 17 cent. |

En temps de paix, le soldat turc reçoit les rations indiquées ci-dessus.

S'il désire des légumes frais, il abandonne une partie quelconque de sa ration (ordinairement 64 grammes de viande par jour), et avec l'argent que cette portion représente d'après le tarif des contrats passés avec les fournisseurs, il achète lui-même ces légumes.

En campagne, le gouvernement, d'habitude, ne fournit pas les vivres en nature : il donne à chaque soldat l'argent nécessaire à l'achat de la ration réglementaire d'après les prix courants du lieu où les troupes sont campées, et les hommes se nourrissent comme ils l'entendent.

Toutefois, le gouvernement fournit autant que possible en nature une ration de

Biscuit . . . . . . . . 644 grammes,

Et quand il a des magasins à proximité, il y ajoute certaines rations en nature.

Pendant le mois de ramazan, où le musulman jeûne tout le jour, mais où la nuit se passe presque tout entière en festins, les rations de riz et de beurre sont augmentées, et d'autres provisions ajoutées dans les proportions indiquées plus haut.


## APPRÉCIATION DU RÉGIME DE CHAQUE ARMÉE.


Il n'est pas besoin d'un long examen pour s'assurer qu'aucune armée n'a été traitée avec une grande libéralité sous le rapport de l'alimentation, et que partout il a fallu compter avec les difficultés financières.

Toutefois, il existe des inégalités bien tranchées, et nous sommes forcé de constater que la France est loin de briller au premier rang pour son régime alimentaire.

1° La Suède mérite une mention toute spéciale pour la grande variété qu'elle a établie dans la nourriture du soldat.

La quantité elle-même paraît suffisante.

Il n'y a à regretter que l'absence d'une boisson et du café.

2° Le soldat russe aurait besoin d'une alimentation substantielle à cause de son climat si rigoureux : or, il ne consomme qu'une quantité insigni-
fiante de viande, ce qui n'est nullement compensé
par les choux qui lui sont prodigués; il a peu de
condiments et il est privé de café.

Seulement, nous constatons avec plaisir qu'il a
le pain et la boisson nationale (kwass) en quantité
suffisante.

De plus, dans aucune autre armée on ne voit le
soldat jouir d'autant de bonnes aubaines qu'en
Russie.

3° Le Danemark a mieux compris les nécessités
de son climat et nourrit suffisamment ses troupes :
une solde de 69 centimes, outre le pain, dans un
pays où la vie coûte peu, nous paraît réellement
convenable; ajoutons que toutes les circonstances,
où il est bon d'accorder des suppléments, ont été
prévues.

Il est seulement à regretter que le soldat danois
ne fasse pas usage de café.

4° L'Angleterre alimente convenablement ses
troupes en campagne et surtout aux colonies; mais

à l'intérieur, nous attendions encore mieux de ses habitudes de confort.

Il convient de faire remarquer qu'elle assure au soldat une boisson alimentaire dans toutes les positions et lui alloue pour ses menus plaisirs une somme relativement élevée.

5° La Prusse est, croyons-nous, la puissance qui nourrit le plus médiocrement son armée : 144 grammes seulement de viande en temps de paix ; pour toute boisson, du café en campagne !

Toutefois, il est juste de dire que la somme accordée pour argent de poche permet au soldat d'ajouter à son ordinaire.

6° L'Autriche vient d'améliorer tout récemment le régime de son armée, mais elle n'a pas encore assez accordé pour l'état de paix : ni café ni boisson.

La ration de campagne est beaucoup plus satisfaisante.

7° En Bavière, le soldat n'est traité avec largesse ni en paix ni en guerre.

Toutefois, il faut noter que l'argent de poche lui permet d'avoir de la bière en garnison.

Ce qu'il y a de plus remarquable, c'est que le gouvernement semble accuser lui-même l'insuffisance du régime officiel, puisqu'il prescrit à l'habitant, chargé de nourrir le soldat en cantonnement, de lui fournir une alimentation bien plus confortable.

8° Le soldat wurtemburgeois reçoit une quantité suffisante de pain et de légumes, mais pas assez de viande.

Il peut avec son argent de poche se procurer une boisson.

Dans les camps ou chez l'habitant, la nourriture est satisfaisante.

Nous devons appeler l'attention sur une disposition des plus heureuses qui a été prise dans le Wurtemberg : tous les 3 ans, le pouvoir législatif vote l'allocation destinée à l'alimentation de l'armée; de cette façon, il est permis de penser que toute modification utile ou nécessaire est adoptée aussitôt qu'elle est prévue.

9° La Saxe semble nourrir passablement ses soldats, cependant la quantité de viande ne paraît pas assez forte en temps de paix; même observation pour le pain.

Nous regrettons de ne voir figurer aucune boisson alimentaire, mais il ne faut pas oublier que la vie est à bon marché dans ce pays et qu'avec les 19 centimes d'argent de poche le soldat peut notablement améliorer son ordinaire.

10° La Hollande est plus généreuse pour son armée que sa proche parente et voisine, la Belgique ; on ne peut désirer pour le soldat néerlandais qu'un peu plus de viande et une ration de vin.

11° La Belgique, citée pour le luxe alimentaire de ses habitants, ne traite pas son armée sur le même pied : viande en trop faible quantité ; ni vin ni bière dans aucun cas.

Elle accorde cependant du café dans toutes les positions.

12° La Suisse, si nous ne nous trompons, est le pays qui a adopté le régime le plus libéral.

La quantité de viande et de légumes est suffisante, et la ration de café, la boisson par excellence pour une armée, est de 3/4 de litre.

La nourriture fournie au soldat par l'habitant ne laisse rien à désirer.

Enfin, la somme laissée à sa disposition, non seulement est la plus élevée absolument, mais vraiment convenable, si on tient compte du bon marché de la vie dans ce pays.

13° En France, comme nous l'expliquerons plus loin avec détails, le soldat est des plus modestement nourris dans toutes les positions.

14° Le Portugal nourrit ses troupes avec parcimonie, malgré l'exemple de l'Espagne, dont le climat et les habitudes sont identiques ; il n'accorde même pas de café, boisson si précieuse dans tout pays, mais indispensable dans les pays chauds.

15° En Espagne, pays classique de la sobriété, on peut dire que l'armée est traitée presque avec libéralité ; cependant elle consomme peu de viande, mais cela tient à la chaleur du climat.

Ce qui nous frappe le plus, c'est qu'en campagne le soldat espagnol reçoit un demi-litre de vin, du café et de l'eau-de-vie.

16° L'Italie, dont le climat rend l'usage de la viande moins nécessaire que dans les pays du nord, fournit à ses soldats un régime à peu près suffisant.

11.

En temps de paix, elle accorde du vin ou du café, en temps de guerre l'un et l'autre.

La faculté laissée aux généraux commandant les divisions territoriales et au commandant en chef d'une armée de modifier la composition du régime alimentaire, selon les circonstances de temps et de saisons, nous paraît fort sage.

17° La Turquie, dont le régime actuel est de date toute récente, ne paraît avoir rien négligé pour satisfaire aux indications d'une alimentation convenable.

Il est naturel de n'y voir figurer ni vin ni eau-de-vie, puisque toutes les boissons spiritueuses sont proscrites par le coran.

Quant au café, l'argent de poche permet au soldat d'en boire à discrétion, car c'est une liqueur d'un prix très-modique dans tous les pays d'Orient.

Détail intéressant à noter, c'est que le soldat turc est traité pendant le mois de ramazan avec une véritable largesse, qui ne se retrouve dans aucune autre armée.

En résumé, il est permis de conclure que le

régime alimentaire des 17 armées d'Europe que nous venons d'indiquer, à l'exception de la Suisse, de la Suède, du Danemark, de l'Angleterre et de la Turquie, laisse plus ou moins à désirer.

Revenons au soldat français.

## NOURRITURE EN TEMPS DE PAIX.

Outre le pain qui est fourni directement par les manutentions militaires ou civiles, il est alloué au soldat d'infanterie, depuis le 1er janvier 1868, 48 centimes de solde, dont 5 au moins doivent être laissés pour *argent de poche,* c'est-à-dire pour les menus plaisirs.

Des 43 centimes destinés à l'alimentation, il faut en déduire 3 à 5 pour blanchissage, rasage, éclairage, balais, entretien des armes.

Il reste donc 38 à 40 centimes avec lesquels il faut acheter 250 grammes de pain de soupe, 250 grammes de viande, des légumes et l'épicerie.

PAIN DE MUNITION.

La ration de pain quotidienne est de 750 grammes, on le distribue pour deux jours.

Cette quantité en général est suffisante pour les soldats qui sont depuis plusieurs années sous les drapeaux.

Mais ceux qui débutent ne s'en contentent pas toujours, parce qu'ils sont à un âge où le corps n'a pas encore acquis son entier développement, et parce qu'ils sont habitués à la nourriture abondante que l'on est obligé de fournir aux travailleurs de la campagne dans une notable partie de la France ; c'est ainsi que dans l'arrondissement de Compiègne, que nous avons habité de 1866 à 1868, nous pouvons affirmer que les journaliers agricoles reçoivent par jour 3 livres de pain qui leur sont pesées le matin.

C'est donc juste le double de la ration militaire.

Quant à la qualité, rendons pleine justice aux améliorations qui ont été apportées successivement, et dont les dernières sont dues à l'initiative du souverain : cette qualité ne laisse rien à désirer.

On peut quelquefois lui reprocher une cuisson incomplète, mais c'est le péché originel de toutes les boulangeries ; on aura grand'peine à changer la tradition.

## PAIN DE SOUPE.

Le pain de soupe, acheté par la troupe comme les autres denrées, est payé nécessairement selon la taxe de la localité ; on obtient seulement d'habitude une remise de 2 ou 3 centimes par kilo.

C'est une dépense de 10 centimes environ.

## LÉGUMES.

Les légumes varient selon les localités et les saisons.

Les légumes frais sont la pomme de terre, la carotte, le chou, le navet, rarement les haricots et les petits pois.

Les légumes secs sont, outre le riz, les haricots, les pois et les lentilles.

C'est la pomme de terre qui offre la plus grande ressource ; seulement, ce légume qui coûtait si peu autrefois, est devenu relativement cher.

Pour un kilogr. de pommes de terre, il faut dépenser 6 à 12 centimes ; pour 100 grammes de légumes secs, un peu plus.

## VIANDE.

L'article essentiel est la viande, et c'est précisément celui qui a renchéri le plus.

Aujourd'hui, il est impossible pour les familles de payer les 500 grammes moins de 80 centimes en moyenne.

A ce prix, par conséquent, l'allocation entière paierait seulement les 250 grammes de viande exigés.

Heureusement, il existe un écart considérable entre les prix civils et les prix militaires.

Cet écart est d'un tiers environ, mais on ne l'obtient qu'à la condition d'accepter des animaux ou des morceaux inférieurs.

Aussi la quantité de 250 grammes pour deux repas, déjà bien faible, doit être ramenée à son véritable poids lorsque la viande a servi à faire le bouillon et qu'on a défalqué les tendons, les ligaments et les os.

Voici, par exemple, le poids réel des 250 grammes qui étaient mis dans la marmite au compte de chaque homme de notre régiment, une fois que cette viande avait servi à faire la soupe et qu'on avait enlevé ce qui ne peut être mangé : pendant plusieurs mois, à Compiègne (1868) et à Saint-Germain (1869), nous avons pesé nous-même 600 rations de viande, en laissant de côté celles qui contenaient des os ou des ligaments, et nous n'avons obtenu en moyenne que 50 à 54 grammes par ration, conséquemment 100 à 108 grammes par jour.

La différence de 8 grammes en faveur de Saint-Germain tient à ce que la viande dans cette ville est réellement supérieure à celle de Compiègne ; il est vrai qu'on la paie un peu plus cher.

Eh bien, cette quantité de 100 à 108 grammes de viande par jour est-elle suffisante pour un homme dans la force de l'âge et menant une vie active, lorsque d'ailleurs il ne trouve pas une compensation dans la quantité des légumes ou dans un supplément, tel que salade ou dessert, ni dans une boisson quelconque ?

Nous ne le croyons pas.

Il nous semble du moins qu'on aurait dû tenir compte de la différence de travail selon l'arme.

N'est-il pas rationnel que le cavalier, l'artilleur, le soldat du génie, dont la taille est plus élevée, dont le travail dure du matin au soir, dont les manœuvres nécessitent un exercice musculaire énergique, soient plus nourris que le fantassin, dont le service est beaucoup moins fatigant ?

Il n'en est rien, puisque la somme affectée à la nourriture est la même pour tous (il n'a été fait d'exception qu'en faveur du cuirassier qui, en raison de sa stature, reçoit 5 centimes de plus).

La différence de solde entre l'infanterie et les autres armes est laissée à l'homme pour ses menus plaisirs.

Nous n'ignorons pas qu'il est toujours permis à un chef de corps de régler la dépense de la solde comme il le juge utile, et de restreindre par conséquent la somme destinée aux menus plaisirs.

Mais cette mesure n'est jamais prise qu'à la dernière extrémité, les hommes ne renonçant qu'avec répugnance à leur argent de poche.

Dans la garde impériale seulement, les soldats, qui sont très-bien traités sous le rapport de la solde, versent un peu plus à l'ordinaire.

Le cheval de guerre a été plus favorisé que l'homme.

En effet, en station et en route, la ration du cheval de grosse cavalerie, d'artillerie et du train des équipages, est plus forte que celle du cheval de cavalerie legère et d'infanterie.

## OBJECTIONS.

Pour prouver que le soldat est suffisamment nourri, on objecte que dans les familles d'ouvriers et dans les campagnes on ne mange pas tous les jours de la viande et de la soupe grasse, ce qui n'empêche point ouvriers et paysans d'être bien portants, parfois même vigoureux.

D'où l'on conclut que nos soldats sont plus favo-
risés.

Ramenons les faits à l'exacte vérité.

Il y a deux catégories d'ouvriers et de paysans :
ceux qui sont à l'aise et ceux qui luttent contre la
misère.

Nous ne devons pas évidemment chercher notre
point de comparaison chez les derniers, qui mangent non pas ce qu'ils veulent, mais ce qu'ils
peuvent.

C'est dans cette catégorie que nous puiserions
les plus forts arguments pour démontrer les inconvénients d'un régime insuffisant.

En effet, c'est parmi les ouvriers des villes vivant
misérablement que nous voyons sévir toutes les
affections organiques et toutes les infirmités qui
résultent de la scrofule.

Quant au paysan pauvre, il ne faut pas croire
qu'il échappe à la même influence.

Il y a au village plus d'affections organiques
qu'on n'est tenté de le supposer : la phthysie elle-
même y trouve des victimes.

Qui n'a été frappé de ces figures de paysans

d'une si grande maigreur, vieillis bien avant l'âge?

Croit-on que c'est uniquement l'excès de travail qui a causé ce résultat ?

La cause principale en est due à l'absence d'une nourriture suffisamment réparatrice, et la preuve en est fournie précisément par l'armée elle-même.

En effet, nous avons constaté plus d'une fois que tel soldat qui était misérablement nourri dans son village et présentait à son arrivée au corps une véritable maigreur, voyait en quelques mois son système musculaire se fortifier d'une manière apparente, sous l'influence d'une alimentation relativement meilleure.

Car il est encore malheureusement certaines contrées en France, où le pain, la viande et une boisson tonique sont à peu près inconnus, où le lait et les chataîgnes font la base de la nourriture.

Il n'existe qu'une différence entre le pauvre des villes et le pauvre des campagnes, capitale il est vrai, c'est que le dernier jouit d'un air beaucoup plus pur et commet moins d'excès.

Maintenant, si nous parlons des ouvriers et des paysans qui vivent dans l'aisance, il ne faut pas s'y tromper : leur nourriture est incontestablement meilleure que celle de nos soldats.

Outre la viande de porc qui, tout en exigeant pour être digérée un estomac robuste, n'en est pas moins nourrissante, ils consomment de la viande de boucherie.

Nous pourrions nommer un village de Lorraine, que nous avons habité, qui, en 1828, avec une population de 600 âmes ne possédait qu'une boucherie, et qui, aujourd'hui, avec la même population, en compte quatre.

Indépendamment de ces viandes, ils trouvent aussi un très-grand avantage dans la variété qu'ils peuvent donner à leur régime au moyen du laitage, des œufs, du fromage, de la salade, de toutes les espèces de légumes et de fruits.

Enfin, ils ont ce qui manque totalement au soldat, une boisson qui flatte le palais, facilite la digestion et concourt à la nutrition, boisson consistant en vin, bière, cidre, poiré ou piquette.

Nous avons tenu à connaître le régime alimentaire fourni par les fermiers du département de l'Oise à leurs journaliers, le voici :

Ils reçoivent 3 livres de pain, comme nous l'avons déjà dit, 2 litres de cidre au moins, 400 grammes de viande en moyenne, 2 livres 1/2 de légumes, enfin du fromage, du lait ou des fruits au déjeûner et au goûter.

On pourra objecter aussi le régime des ouvriers et des paysans aisés du midi qui mangent peu de viande, vivent frugalement et cependant jouissent d'une bonne constitution.

D'abord, il ne faut pas oublier qu'ils ont à discrétion du vin de très-bonne qualité.

Ensuite, dans le midi la sobriété est une conséquence du climat.

Nous pouvons nous en convaincre, même dans nos pays du nord, pendant les grandes chaleurs de l'été : l'organisme, tombé dans une véritable langueur, réclame moins de nourriture que pendant la saison froide.

Cela tient à ce que des aliments dont nous faisons usage, les uns, dits *respirateurs*, sont destinés à fournir à l'organisme le calorique dont il a besoin pour l'entretien de la chaleur animale.

C'est pourquoi nous pouvons dire en passant

qu'on peut et qu'on doit tenir compte de l'été
et des pays chauds pour l'alimentation des
troupes.

Dans la question qui nous occupe, il ne faut pas
oublier que l'alimentation publique se lie d'une
façon très-réelle aux ressources et à l'aisance du
pays.

On se nourrit d'autant mieux que le pays est
plus riche.

Que l'on compare par exemple la nourriture du
paysan normand avec celle du lorrain allemand,
et l'on verra que celui qui aurait précisément le
plus grand besoin d'une alimentation largement
réparatrice en raison de son climat plus rigoureux,
a une nourriture bien inférieure à celle dont on
fait usage dans la plantureuse Normandie, qui
a le privilége de fournir à la capitale sa viande de
boucherie.

Cet exemple nous montre d'une façon péremptoire les avantages d'une nourriture abondante,
car la constitution du Normand est bien supérieure à celle du Lorrain.

Il suffit de citer les nourrices que Paris emprunte à la Normandie et qui ont une réputation de vigueur proverbiale.   ·

Cette supériorité ne peut s'expliquer que par l'heureuse situation et la fertilité de la Normandie qui ont répandu l'aisance depuis un temps immémorial, aisance qui s'est traduite surtout dans l'alimentation.

## AMÉLIORATIONS DÉJA OBTENUES.

Cette question de nourriture attire depuis longtemps toute la sollicitude du gouvernement.

On ne s'est pas contenté d'augmenter dans ce but la solde du soldat.

Au caporal d'ordinaire de chaque compagnie, chargé de l'achat de toutes les denrées, on a substitué une commission d'officiers, renouvelée tous les trois mois et présidée par un officier supérieur.

Cette commission, qui offre par conséquent la plus haute garantie, opère par des achats en gros, profite de toutes les occasions, opère enfin comme un grand établissement, et nécessairement avec une économie réelle, parfois considérable, puis-qu'elle peut tout payer comptant.

En un mot, on peut dire qu'avec les ressources actuelles on a obtenu le meilleur résultat possible.

Mais cela ne suffit point.

A une insuffisance notoire, avouée, il faut un remède radical.

Nous le prouvons par le raisonnement suivant:

Depuis une vingtaine d'années, notamment dans les dernières, la cherté de toutes les denrées a toujours été croissant, de telle sorte que dans chaque famille on peut dire que la dépense de la nourriture a doublé à peu près.

Pour ne citer qu'un exemple, en 1852 nous tenions garnison à Saint-Avold, petite ville de la Moselle: la viande coûtait à la population civile 30 à 35 centimes les 500 grammes, aujourd'hui, les localités les plus favorisées paient cette même quantité 70 centimes, c'est-à-dire le double.

L'armée a subi nécessairement la même cherté, par conséquent l'allocation qui lui est accordée pour la nourriture aurait dû augmenter dans la même proportion.

Or, en 1838, il y a donc 30 ans, le soldat d'infanterie recevait une solde quotidienne de 40 centimes; aujourd'hui, il en touche 48.

C'est donc à peine le quart d'augmentation, au lieu du double à peu près qui serait nécessaire.

## VARIÉTÉ A APPORTER.

L'augmentation de la quantité alimentaire étant acquise, nous demandons de plus et d'une manière instante qu'on apporte de la variété dans sa composition.

En effet, il n'est pas rare de voir le soldat, malgré l'exiguité de sa ration, laisser des restes.

Pourquoi?

Parce que l'estomac le plus robuste se fatigue d'une nourriture qui revient toujours la même : le matin, soupe grasse et légumes ; le soir, de même; pour recommencer le lendemain et les jours suivants.

« La variété des substances alimentaires, dit M.

12

Béclard, contribue aussi, indépendamment de leur composition propre, à l'entretien de la santé.

« Le besoin de la variété dans l'alimentation est analogue, chez l'homme, au sentiment instinctif de la faim et de la soif.

« En général, le sucre flatte le goût ; mais pour peu que l'administration des boissons sucrées se prolonge, elles sont bientôt désagréables.

« L'usage longtemps soutenu d'une même nourriture, quelle qu'elle soit, devient promptement insupportable. » (*Traité de physiologie,* par J. Béclard, Paris, 1859, 3ᵉ édition, page 40).

En été principalement, n'est-ce pas trop de manger deux fois la soupe grasse par jour ?

Cette soupe ne serait-elle pas avantageusement remplacée par des fruits ou du fromage, surtout par de la salade?

Il est juste de dire que depuis l'installation de la commission des ordinaires, plusieurs régiments ont fait de louables essais pour remédier à cette monotonie.

Pour notre compte, nous avons constaté le plaisir avec lequel les chasseurs du régiment de la garde impériale mangeaient la salade et le fromage qui remplaçaient de temps en temps le bouilli traditionnel.

Ces essais ne peuvent que confirmer nos appréciations.

Toutefois nous tenons à faire la remarque suivante : étant adoptée la variété dans l'alimentation, il serait nécessaire, à notre avis, de la réglementer officiellement, car le soldat est naturellement défiant ; toutes les innovations pratiquées en vue de son utilité ne sont pas volontiers acceptées par lui ; tandis qu'il se soumettra à tout régime qu'il saura ordonné par l'autorité la plus élevée.

Ensuite, pourquoi ne pas tenir compte, comme nous l'avons déjà fait remarquer, de la différence des saisons et des climats ?

En été et dans les pays chauds, on peut diminuer la quantité de viande, augmenter d'autant celle des légumes, et ajouter des fruits ou de la salade, et surtout une boisson alimentaire.

## CAFÉ.

La plupart des médecins militaires réclament pour le soldat une ration de café.

Nous ne pouvons qu'insister de notre côté.

En effet, le café est une boisson agréable, salubre et tonique.

M. de Gasparin, dans un travail sur les mineurs de Saint-Etienne, lu à l'académie des sciences (mars 1850), a appelé l'attention sur l'utilité du café en démontrant que ces ouvriers, vivant dans une atmosphère insuffisante, astreints à un travail des plus pénibles, se nourrissaient presque exclusivement de pain beurré et de café à haute dose.

En Algérie, en campagne, le café jouit d'une haute faveur auprès de nos soldats; ils en font de véritables soupes qu'ils consomment avec le plus grand plaisir, plaisir que nous-même avons plus d'une fois partagé.

Depuis 3 ans, la plupart des régiments de la garde font usage de café préparé au moyen du *percolateur,* qui permet de fournir une ration de 25 centilitres pour 5 centimes et une minime fraction.

Ce percolateur est un filtre de dimension assez vaste pour préparer le café de tout un régiment, d'où économie notable de combustible; et qui, par un système de tuyaux conduisant la vapeur sans en rien perdre, épuise la poudre de café jusqu'à siccité complète.

## BOISSON ALIMENTAIRE.

La privation absolue de boisson pendant les repas est encore une cause d'infériorité alimentaire pour nos soldats.

Nous ne citerons que pour mémoire l'eau-de-vie qui est accordée chaque année à la troupe dans les grandes chaleurs pour corriger la crudité de l'eau servant de boisson; la ration est de 6 centilitres par jour et par homme.

Cette privation est d'autant plus sensible aux

soldats, qu'ils sont habitués dans leurs villages à faire usage d'une boisson quelconque.

En effet, à l'exception de quelques parties de la France trop pauvres pour boire autre chose que de l'eau (heureusement elles sont en petit nombre), on consomme partout ailleurs du vin, de la bière, du cidre ou du poiré; les moins riches en composent une avec des pommes ou des poires sauvages, avec des prunelles ou des groseilles.

Cependant, il serait facile de fournir à l'armée dans toutes les garnisons de France du vin relativement bon marché.

Des officiers d'administration, stationnant dans les contrées du midi qui produisent une grande quantité de vin, seraient chargés d'acheter sur place, d'emmagasiner et d'expédier sur tous les points par les transports de la guerre.

Il est sous entendu que les droits de régie et d'octroi seraient supprimés.

De cette façon, il est certain que le litre ne coûterait pas plus de 20 centimes.

Pour 10 centimes, on pourrait donc donner un demi-litre de vin par jour.

INCONVÉNIENTS D'UN RÉGIME INSUFFISANT.

Si nous insistons sur l'insuffisance de nourriture, c'est que cette insuffisance a des conséquences sur lesquelles le médecin est obligé d'appeler l'attention.

Il est certain que la mortalité et le nombre des journées de malades ont baissé d'une façon très-heureuse dans l'armée, grâce à toutes les améliorations apportées, comme nous l'avons dit précédemment.

Mais il est certain aussi que les chiffres actuels de la statistique de l'armée font désirer des résultats encore plus favorables.

Cette statistique fournit les documents suivants pour la période quinquennale 1862-1866 :

1° La moyenne annuelle du nombre des malades entrés à l'hôpital a été de 113,015, soit 368 pour 1,000 hommes présents; la durée moyenne du séjour a été de 26 journées par malade.

2° La moyenne annuelle du nombre des malades entrés à l'infirmerie a été de 75,097, soit 245 pour 1,000 hommes présents; la durée moyenne a été de 13 journées par malade.

3° La moyenne annuelle du nombre des hommes laissés indisponibles à la chambre pour indispositions légères a été de 560,590, soit 1825 pour 1,000 présents; la durée de l'indisponibilité a été de 3 jours par malade.

4° Le total de ces 3 catégories a été de 748,702, année moyenne, soit 2,435 pour 1,000 présents; mais, déduction faite des hommes qui pour la même maladie sont passés d'une catégorie de malades à une autre, la proportion est de 2,028 pour 1,000 présents.

6° La moyenne annuelle des malades admis dans les salles de convalescents a été de 3,843, soit 12 pour 1,000 hommes présents; la durée moyenne du séjour a été de 17 journées par malade.

7° La moyenne journalière des hommes indisponibles pour cause de santé (hôpitaux, infirmerie, chambre, convalescents) a été de 16,650 (soit 54 pour 1,000 présents), dont 8,800 aux hôpitaux,

2,700 à l'infirmerie, 4,790 à la chambre et 180 à la salle des convalescents.

8° La moyenne journalière des malades vénériens est de 3,075.

10° La moyenne annuelle de mortalité a été de 10,92 pour 1,000 hommes d'effectif, et de 10,15, déduction faite des décès cholériques et des hommes tués à l'ennemi.

11° Pour l'armée à l'intérieur, la moyenne a été de 9,91, et de 9,41, déduction faite des décès cholériques.

12° La moyenne générale se décompose en : décès par maladie, 9,81; morts accidentelles, 0,59; décès par suicide, 0,52

14° Sur 100 décès, la phthysie pulmonaire en fournit 21.

15° La fièvre typhoïde donne 17 décès sur 100.

16° Le choléra a enlevé 913 hommes pendant les deux années d'épidémie; au total, 6 décès sur 100.

17° Les proportions de sorties définitives ont été : congés de réforme n° 1, 3,55 pour 1,000 hommes; congés de réforme n° 2, 2,83.

18° Le total des pertes imputables à la phthysie donne la proportion annuelle 3,03 pour 1,000 hommes.

19° Les décès et les sorties définitives réunis donnent la proportion annuelle 18,08 pour 1,000 hommes. (Statistique médicale de l'armée pendant l'année 1866, Paris, imprimerie impériale, 1868, pages 61 et 62).

Avant de discuter ces chiffres, nous voulons même les réduire à leur juste valeur, car, pris à la lettre, ils seraient peu rassurants.

En effet, la moyenne journalière des hommes indisponibles pour cause de santé est de 54 pour 1,000 présents.

Evidemment, c'est beaucoup.

Mais il faut dire que le nombre des malades à la chambre est toujours passablement élevé, d'abord parce que dans les troupes à cheval les chutes, les contusions, les excoriations et les furoncles fournissent un appoint considérable, ensuite, parce que dans toutes les armes les soldats ne se font pas faute de profiter de la plus légère indisposition pour se reposer : tel paysan qui pour une indisposition plus grave ne songerait ni à recourir au médecin ni à interrompre son travail, une fois soldat s'adresse au docteur de son régiment sous le plus léger prétexte et réclame immédiatement une exemption de service.

Ensuite, il faut tenir compte des vénériens.

Mais ce qui doit attirer notre attention, ce sont les détails qui suivent :

Chaque année, il est entré dans les hôpitaux 368 hommes pour 1,000 présents, dans les infirmeries 245 pour 1,000.

Ce sont là des chiffres trop élevés.

Nous savons qu'il est juste de mettre sur le compte de toutes les vicissitudes atmosphériques, si fréquentes dans la vie militaire, sur le compte des exercices, des imprudences et des excès commis par les soldats, bien des affections sérieuses ou légères.

Cependant, le médecin a le droit de s'étonner que les maladies de poitrine soient si nombreuses et si fréquentes dans l'armée, que la phthysie par exemple fasse encore tant de victimes dans une classe d'individus qui ont été choisis entre tous.

Aussi, nous croyons qu'indépendamment des causes ci-dessus rappelées, il est rationnel de penser que l'insuffisance de nourriture revendique une part sérieuse dans ce résultat.

Citons ce que dit M. Becquerel :

« Un régime insuffisant longtemps continué, amène la faiblesse, la débilité, l'amaigrissement, une impressionnabilité très-vive à toutes les causes morbifiques et une prédisposition générale à la plupart des maladies.

« L'insuffisance du régime joue un rôle dans le développement des scrofules et des tubercules. » (Ouvrage cité, pages 435 et 436).

### REGIME A ADOPTER.

Nous demandons par jour en temps de paix :

Viande . . . . . . . 400 grammes ;
Riz. . . . . . . . 100    id ;
Ou

Pommes de terre   .   .   . 1,000 grammes;

Café. .   .   .   .   .   .   .       25 centilitres ;

Vin. .   .   .   .   .   .   .       50    id.

Les repas seraient réglés de la manière suivante :

En hiver :
- 1° Au réveil : Soupe ou panade maigre.
- 2° à 10 h. du m. :
  - Viande (rôtie, grillée ou en ragoût);
  - Légumes ;
  - Café noir.
- 3° à 5 h. du s. :
  - Soupe grasse ;
  - Viande (bouillie) ;
  - Dessert (fromage, salade ou fruits).

En été :
- 1° au réveil : Soupe ou panade maigre.
- 2° à 9 h. du m. :
  - Soupe grasse ;
  - Viande (bouillie) ;
  - Légumes ;
  - Café noir.
- 3° à 5 h. du s. :
  - Viande (rôtie ou grillée), ou salaison;
  - Dessert (salade, fromage ou fruits).

Qu'il nous soit permis à cette occasion de formuler une observation et d'émettre un vœu.

Il semble rationnel que dans toutes les questions qui intéressent l'hygiène militaire, et l'alimentation peut être classée au premier rang, les médecins des corps devraient avoir voix consultative.

13

Or, il n'en est rien.

Soit qu'il s'agisse de régler la quantité et la nature des aliments du soldat, soit qu'il s'agisse d'introduire quelque variété dans sa nourriture, jamais le médecin major n'est consulté; le contraire n'a lieu que par exception et par la volonté toute spontanée d'un chef de corps.

Le réglement sur la gestion des ordinaires du 20 février 1861, qui institue une commission composée d'un chef de bataillon ou d'escadron président, de 4 capitaines, d'un officier pour les détails et de 1 ou plusieurs sous-officiers, n'attribue aucun rôle au médecin dans cette commission qui est chargée, non seulement d'acheter toutes les denrées, mais encore de fixer la composition des repas.

Il ne reste d'autre attribution au médecin major que celle qui lui est dévolue par le réglement du 2 novembre 1833 sur le service intérieur (article 56 pour l'infanterie, article 70 pour la cavalerie), c'est-à-dire de *passer souvent dans les cuisines pour s'assurer de la qualité des aliments et de la propreté des ustensiles.*

Les cuisiniers sont des soldats pris d'office ou volontaires dans chaque compagnie ou escadron.

Il y a là aussi une amélioration à réaliser.

Le service alimentaire d'un régiment est chose assez importante pour que l'on institue un chef cuisinier ayant le grade de sous-officier.

C'est lui qui préparerait le menu de chaque jour et qui circulerait d'une cuisine à l'autre pour surveiller tous les détails.

On pourrait adjoindre à ce sous-officier un caporal ou brigadier, qui deviendrait chef cuisinier avec un détachement du corps.

Enfin, on pourrait encore utiliser en ce sens les cantinières.

### ALIMENTATION EN CAMPAGNE.

Si nous trouvons insuffisante la nourriture accordée en temps de paix, à plus forte raison réclamerons-nous une augmentation en temps de guerre.

## PAIN.

1° Non seulement la quantité de pain est la
même que sur le pied de paix, ce qui déjà n'est
pas rationnel, puisqu'à une vie plus fatigante il
faut une alimentation plus considérable; mais
encore le pain de soupe peut faire défaut au soldat
quand il ne trouve à sa portée ni fournisseurs ni
centres d'habitations.

De plus, le pain est remplacé très-souvent par
du biscuit.

Cette privation de pain est fort sensible pour le
soldat : d'abord, nos habitudes françaises font du
pain une nécessité de premier ordre; puis, il est
prouvé que le biscuit est d'une digestion difficile,
par conséquent moins profitable à la nutrition;
qu'il s'émiette très-facilement et qu'il s'en perd
ainsi une certaine quantité.

Interrogez tous les soldats qui ont fait campagne, ils vous diront qu'en Algérie, comme en
Crimée, en Italie et au Mexique, il y avait fête à la

table modeste du bivouac, toutes les fois que le pain y figurait en suffisante quantité.

Aussi, nous pensons qu'il est d'une importance majeure de ne donner le biscuit en remplacement de pain que par exception.

On pourrait seulement substituer le biscuit au pain de soupe, que le soldat est obligé d'acheter de ses deniers.

## VIANDE,

2° Quant à la viande, il serait désirable qu'on pût toujours la donner fraîche, mais on comprend que la chose est parfois matériellement impossible ; d'ailleurs les viandes fumées ou salées, et surtout les conserves de viande, sont d'une grande ressource.

Seulement, la ration devrait être portée à 500 gr.

## LÉGUMES.

3° La ration de légumes se compose de 60 grammes de légumes secs (haricots, pois ou lentilles) ou de riz.

D'abord, cette quantité est insuffisante.

Puis, on se lasse vite des légumes secs qui sont toujours d'une digestion difficile, sans parler de la cuisson qui, presque toujours lente et incomplète par le fait des légumes ou de l'eau servant à les préparer, constitue un sérieux inconvénient.

Le riz est vraiment préférable, mais la quantité devrait être doublée ; de plus, les soldats s'en dégoûtent très-vite.

Quant aux légumes frais, il est désirable que la sollicitude des chefs de corps et d'armée saisisse toutes les occasions pour en procurer aux troupes.

Mais, c'est surtout dans les conserves de légumes qu'une armée en campagne peut trouver une ressource précieuse.


## FROMAGE.


4° Le fromage peut très-avantageusement, croyons-nous, remplacer de temps à autre les légumes secs, la viande se mangeant alors rôtie ou grillée.

## CAFÉ.

5° Le café est si bien entré dans les habitudes de la vie de campagne, qu'il y aurait utilité réelle à augmenter la ration.

## BOISSON ALIMENTAIRE.

6° La distribution de café ne devrait nullement suppléer à celle de vin ; dans tous les cas, si le vin manque par force majeure, il est essentiel et toujours possible d'accorder une ration d'eau-de-vie.

L'eau-de-vie, prise à petite dose à la fin d'un repas, ou bue en mangeant un peu de pain, est un excellent stimulant ; elle est encore très-utile pour corriger la crudité de l'eau, que les soldats sont trop enclins à boire avec avidité, quelles que soient ses qualités, quand ils en trouvent sur leur route.

L'usage de l'eau-de-vie n'est si pernicieux dans

l'armée que parce que les hommes la boivent à jeun et en trop grande quantité.

Est-il besoin d'insister sur les raisons qui rendent indispensable une nourriture substantielle en temps de guerre ?

Mais rappelons avant tout que la manière dont la constitution du soldat aura été préparée pendant la paix, peut avoir une très-grande influence sur la fin de la guerre.

S'il est vrai de dire : *mens sana in corpore sano* (dans un corps sain une intelligence saine), nous pouvons ajouter : dans un corps vigoureux une âme vigoureuse.

Sans parler de toutes les maladies résultant des causes accumulées contre sa santé, sans parler des blessures, combien de non-valeurs vouées fatalement d'avance à encombrer les ambulances et à diminuer le nombre des combattants !

Et cela, faute d'organisations assez vigoureuses pour résister aux premières et souvent aux plus simples épreuves!

Nous n'avons pas besoin de détailler la vie du soldat en temps de guerre.

Personne n'ignore qu'alors ses conditions d'existence sont livrées à tous les périls, à toute les éventualités.

Sa vie n'est plus qu'une lutte continue avec toutes les causes de destruction ou d'affaiblissement conjurées contre lui.

Pour opposer la meilleure résistance à tous ces éléments de ruine, pour tenir en haleine un organisme qui réclame d'autant plus qu'il agit davantage, il faut de toute nécessité accorder une alimentation abondante.

L'armée d'Orient a fourni une preuve convaincante des inconvénients d'une alimentation insuffisante.

Pendant le premier hiver du siége de Sébastopol, les Français, qui n'avaient cependant que la modeste ration de campagne, souffrirent beaucoup moins que les Anglais, qui, s'étant laissé prendre au dépourvu (les soldats recevaient une solde élevée, mais devaient pourvoir eux-mêmes à leur nourriture), eurent un état sanitaire des plus fâcheux et une mortalité considérable ; pendant le deuxième hiver, l'administration anglaise, sans se

13*

préoccuper de la dépense, assura à son armée un régime vraiment confortable, d'où il résulta le changement le plus heureux et une comparaison à notre désavantage.

Dans cette campagne de Crimée, comme dans celle d'Italie, l'insuffisance de ce qui est alloué pour le régime alimentaire fut mise en évidence telle que, pour les expéditions de Chine et du Mexique, on accorda une augmentation de 10 à 15 centimes, augmentation bien faible, si l'on tient compte de la cherté de toute chose dans ces contrées lointaines.

Il est peut-être difficile, pour celui qui n'a pas vécu au milieu d'une armée en campagne, de comprendre l'influence considérable qu'exerce sur l'organisation du soldat son régime alimentaire.

Cependant, que l'on veuille bien se reporter à certaines heures de la vie ordinaire, et l'on s'étonnera moins.

Il arrive parfois que l'on se sent atteint par une lassitude physique ou morale.

Que vous soyez alors convié à une table suffi-

samment pourvue, et surtout que vous fassiez
usage d'un vin généreux et de café.

N'est-il pas vrai que l'âme et le corps se retrem-
pent immédiatement ?

Ne semble-t-il pas qu'un sang nouveau circule
dans les veines ?

Eh bien, songez au soldat éloigné de la patrie,
éloigné de la famille, et luttant contre tant de
causes déprimantes.

Est-ce trop demander que de vouloir pour lui,
non pas le superflu, mais simplement le nécessaire ?

Sans doute, dans les circonstances graves et so-
lennelles, on peut toujours électriser le soldat français avec une phrase, avec une parole, avec un
chant national ; mais ce sont là des éclairs qui ne
peuvent luire qu'un instant ; l'organisme, s'il a été
surmené, reprend toujours ses droits.

D'ailleurs, à l'heure décisive, vous n'aurez plus
autour de vous ceux qui seront tombés prématu-
rément sur la route, vaincus par leur propre faiblesse.

L'âme est trop souvent l'esclave de la matière, et

rien ne peut prévaloir contre cette loi inexorable : le cerveau ne vit que par le sang, et le sang lui-même ne vit que par la nutrition.

Si l'on citait à l'encontre de notre opinion ces quatorze armées de la république française *courant*, en 1793, *à la victoire sans pain et sans souliers*, il est facile de répondre que c'était là un miracle enfanté par des circonstances exceptionnelles et un patriotisme exalté, mais qui n'aurait pas pu se perpétuer longtemps.

Ces mêmes soldats, devenus bientôt les soldats de l'empire, fournirent ensuite une carrière qu'il ne sera probablement donné à aucune armée de surpasser, mais c'était précisément au milieu de l'abondance, entretenue surtout par les réquisitions en pays conquis, au milieu des distractions de toute nature.

Est-il besoin de rappeler que dans la campagne de Russie, cette armée, jusque-là invincible, vint se briser contre deux adversaires indomptables, le froid et la faim ?

Aussi, nous demandons qu'il soit pourvu avec la plus grande largesse à toutes les provisions d'alimentation ; et nous affirmons qu'une armée qui aura toujours à sa disposition du pain, du café et une boisson stimulante, sera bien forte contre les épreuves qui l'attendent.

### 'ALIMENTATION DU MARIN FRANÇAIS.

Ce qu'il y a de singulier, c'est que le marin de l'état a été traité beaucoup plus généreusement, ainsi qu'on peut s'en convaincre en comparant les deux tableaux suivants.

Nous savons parfaitement que la profession du marin est très-pénible, qu'elle exige par conséquent une nourriture fortifiante ; aussi, nous ne pouvons qu'applaudir à la façon dont il est traité.

Mais quand nous aurons ajouté que le marin touche une solde de beaucoup supérieure à celle du soldat, il nous sera permis de demander pourquoi une si grande différence entre l'armée de terre et l'armée de mer ?

Nous demanderons encore si le soldat en campagne n'est pas aussi digne d'intérêt que le marin en mer ?

Nous rappelons le régime du soldat afin qu'on puisse le comparer plus facilement à celui du matelot.

## SOLDAT DE L'ARMÉE DE TERRE

| DENRÉES. | EN PAIX. | EN CAMPAGNE |
|---|---|---|
| Pain (de repas et de soupe).. | 1000 gram. | 1000 gram. |
| Viande.................... | 250 id. | 250 ou 300 g. |
| Légumes ................... | Selon les ress. de l'ordinaire 130 g. (frais et secs) environ. | 60 g. (riz) |
| Sel...................... | » | 16 id. |
| Café..................... | » | 16 id. |
| Sucre.................... | » | 21 id. |
| Argent de poche du { de 1re c. | 10 centimes. | 30 cent. |
| fantassin........ { de 2e c. | 5 id. | 25 id. |

En campagne, on peut remplacer le pain par :

Biscuit . . . . . . .   550 grammes;

La viande fraîche par :

Bœuf salé . . . . . .   250 gr.;
                                  ou
                              300 gr.
                  Ou
Lard salé . . . . . .   200 gr.;

Le riz par :

Légumes secs (haricots, pois,
     lentilles). . . . . .   60 grammes.

Le sucre et le café par :

Vin. . . . . . . .   25 centilitres,
                  Ou
Bière ou cidre . . . . .   50 centilitres,
                  Ou
Eau-de-vie. . . . . .   6 1/4 id.

## MARIN DE L'ÉTAT

| DENRÉES. | A TERRE. | EN RADE. | EN PLEINE MER. |
|---|---|---|---|
| Pain................ | 750 gram. | 750 gram. | 750 gram. |
| Viande............. | 250 id. | 300 id. | 300 id. |
| Légumes secs (haricots, fèves, pois, lentilles.) | 320 id. | 320 id. | 320 id. |
| Sel................ | 22 id. | 22 id. | 22 id. |
| Café............... | 20 id. | 20 id. | 20 id. |
| Sucre.............. | 25 id. | 25 id. | 25 id. |
| Vin................ | » | 23 centil. | 46 centil. |
| Eau-de-vie, rhum ou tafia.............. | 6 centil. | 6 id. | 6 id. |
| Beurre............. | 17 gram. | 17 gram. | 15 gram. |
| Vinaigre........... | 10 centil. | 10 centil. | 10 centil. |
| Choucroute ......... | » | » | 20 gram. |
| Graine de moutarde.... | » | ». | 2 id. |
| Argent de poche du matelot....... de 1re c. | 70 cent. | 80 cent. | 80 cent. |
| de 2e c. | 60 id. | 70 id. | 70 id. |
| de 3e c. | 40 id. | 40 id. | 40 id. |

La viande fraîche, en pleine mer, peut être remplacée par :

Conserve de bœuf.   .   .   .   200 grammes,

Ou

Lard salé.   .   .   .   .   .   .   200 grammes.

La viande fraîche ou salée est remplacée, deux fois dans la semaine, par :

Morue   .   .   .   .   .   .   .   200 grammes,

Ou

Fromage   .   .   .   .   .   .   100 grammes.

Les légumes secs sont remplacés, deux fois dans la semaine, par :

Riz   .   .   .   .   .   .   .   .   80 grammes.

Le vin peut être remplacé par :

Bière ou cidre.   .   .   .   .   92 centilitres.

L'huile d'olive peut être substituée au beurre dans la proportion des 2/3 environ.

La choucroute peut être remplacée par des achars (condiments) ou de l'oseille confite.

Quand le marin à terre et le marin en rade sont employés à des chargements à bord des bâtiments, le premier perçoit la même ration que le second ; de plus, tous les deux ont droit à 46 centilitres de vin.

En mer, à la suite d'un travail extraordinaire, on accorde au marin une ration supplémentaire d'eau-de-vie, prélevée d'ailleurs sur les économies provenant des punitions.

Au-delà du 60$^e$ degré de longitude orientale ou occidentale, toutes les rations de liquides sont doublées.

Au-delà du 40$^e$ degré de latitude sud, il est accordé :

Vin chaud . . . . . . .    23 centilitres.

Outre l'argent de poche proprement dit, le marin reçoit le savon et 2 kilogrammes de tabac par mois.

Enfin, nous ferons remarquer que les marins étant presque tous pourvus d'un emploi spécial, ils touchent un supplément de solde, variant de 10 à 20 centimes par jour.

Par conséquent, nous voyons qu'indépendamment d'une solde beaucoup plus élevée, le marin jouit d'un régime alimentaire bien préférable à celui du soldat, puisque :

1° Il est plus varié ;

2° La ration de légumes est triple ;

3° Les condiments, qui interviennent très-utilement dans l'acte de la digestion, comprennent, outre le sel qu'on accorde uniquement au soldat, le beurre, la choucroute, le vinaigre et la moutarde ;

4° Non-seulement le matelot touche une ration de café dans toutes les positions, mais aussitôt qu'il a mis le pied sur un bâtiment, il reçoit en outre de l'eau-de-vie et du vin ;

5° Toutes les fois qu'un service extraordinaire ou un climat dangereux l'exigent, la nourriture est normalement augmentée.

### RATION EN MARCHE SOUS LOUIS XIV
### ET DE NOS JOURS.

Nous sommes heureux en terminant de citer une ordonnance très-intéressante de Louis XIV, en date du 14 juin 1702, qui prouve que le soldat français, *en marche du moins*, avait une ration bien supérieure à celle d'aujourd'hui :

« Art. 2. La ration de vivres pour la nourriture des fantassins sera composée de 24 onces de pain cuit et rassis, entre bis et blanc, d'une pinte de vin, mesure de Paris, et du cru du lieu, ou d'un pot de cidre ou de bière, et d'une livre de viande de bœuf, veau ou mouton, au choix de l'étapier.

« Art. 4. La ration de vivres pour un cavalier sera composée de 36 onces de pain, d'une pinte et demi de vin ou d'un pot et demi de cidre ou de bière, et de deux livres de viande. » (*Traité d'hygiène militaire*, par Rossignol, Paris, 1857, pages 352 et 353).

Aujourd'hui, on n'accorde au soldat en route qu'un supplément de 10 centimes par jour, d'où il résulte qu'il est encore moins bien partagé qu'en station, puisqu'il fatigue beaucoup plus et qu'il ne profite plus des avantages de l'ordinaire en commun.

Pour nous résumer dans cette question d'alimentation, nous dirons :

Non seulement, il est de toute justice que le pays nourrisse convenablement celui qu'il enlève à sa famille et à sa profession pour le servir et le défendre ; mais encore, si nous voulons que notre armée soit toujours prête pour la mission qui lui est dévolue, nous devons, au moyen d'une alimentation réellement substantielle, préparer et entretenir des soldats assez vigoureusement constitués pour résister à toutes les épreuves.

### 8° GYMNASTIQUE.

La gymnastique a pour conséquence de donner au corps la souplesse qui permet au soldat de doubler ses moyens offensifs et défensifs ; de plus, elle fortifie le système musculaire et par suite le corps entier.

Les avantages de la gymnastique sont appréciés chaque jour davantage dans la vie civile.

Nous estimons donc qu'il faut donner la plus grande extension possible aux cours de gymnastique militaire.

## 9° SERVICE MÉDICAL.

### HOPITAUX.

Les hôpitaux entretenus par le ministère de la guerre ne laissent rien à désirer sous le rapport du personnel médical, pharmaceutique et administratif.

Le régime alimentaire est très-satisfaisant.

La propreté est minutieuse.

On a même voulu remplacer pour nos soldats les soins et le dévouement de la famille absente, puisque la sœur de charité veille à leur chevet.

Nous n'avons donc rien à réclamer pour le service hospitalier, que l'on a encore complété par des établissements spéciaux qui centralisent la médication hydrothérapique et la médication électrique, ainsi que par les établissements thermaux, dans lesquels les militaires de tous grades trouvent l'eau minérale appropriée à chaque genre de maladie.

## INFIRMERIES.

Mais nous ne pouvons pas en dire autant des infirmeries régimentaires.

On sait que les maladies peu graves sont traitées à la caserne, dans une partie du bâtiment affectée à cet usage.

Le traitement ne coûte presque rien, le régime alimentaire étant le même que celui de la troupe, et le combustible ainsi que l'éclairage étant prélevés sur les ordinaires.

Si c'est là un système avantageux au point de vue économique, il n'en est pas de même au point de vue médical.

En effet, le régime diététique en médecine est un grand adjuvant du traitement : c'est un précepte vulgaire.

Il serait donc indispensable d'accorder à chaque malade l'alimentation qui lui convient.

Nous n'avons pas besoin d'insister sur ce sujet, attendu qu'un travail, préparé par les ordres de M. le maréchal Randon et destiné à combler cette lacune, n'attend plus que la signature de M. le ministre actuel.

Enfin, nous demandons que le local affecté au service de l'infirmerie soit pourvu d'une cour ou d'un jardin, dans lequel les malades puissent prendre l'air et se promener.

## PERSONNEL MÉDICAL.

Dans les guerres de Crimée et d'Italie, le nombre des médecins militaires s'est trouvé inférieur aux besoins.

Cette insuffisance du corps de santé a des inconvénients graves.

Ce n'est donc pas en vue des besoins pendant la paix que le cadre doit être fixé, mais bien pour les besoins de l'état de guerre.

De plus, en temps de guerre il serait bon d'envoyer à l'armée tous les membres valides du corps de santé, le service de garnison pouvant toujours être assuré par des docteurs civils.

# IV

## HYGIÈNE MORALE.

# IV

En améliorant l'existence matérielle de l'armée, vous l'améliorerez aussi moralement.

## 1° OISIVETÉ ET IVROGNERIE.

L'oisiveté du soldat est souvent tournée en ridicule.

Pour la cavalerie, l'artillerie, le génie et le train des équipages, le reproche serait souverainement injuste, car c'est à peine s'il reste quelque loisir aux militaires de ces diverses armes.

Mais il est vrai que le fantassin, dans les garnisons de l'intérieur, a bien des heures à dépenser.

Qu'il consacre ces heures à la promenade dans la ville ou la campagne,. nous n'y voyons aucun mal.

Mais quand le temps ne permet pas de sortir, mais dans les longues soirées d'hiver, que devient le soldat ?

Il est attiré invinciblement vers la cantine ou le cabaret, toutes les fois que ses ressources d'argent ou celles de ses camarades le lui permettent.

C'est là qu'il contracte l'habitude de l'ivrognerie, habitude qui ne fera que s'aggraver s'il fait sa carrière de l'état militaire, habitude qu'il rapportera dans son village, qui altèrera sa santé, qui le vieillira bien avant l'âge.

Cette accusation d'ivrognerie que l'on adresse souvent à nos soldats est donc en partie fondée.

C'est surtout depuis que l'armée est remplie de vieux soldats, grâce au rengagement avec primes pécuniaires de toute espèce, c'est surtout depuis cette époque que le nombre des ivrognes a notablement augmenté.

Comme médecin, nous déplorons autant que personne les inconvénients qui résultent de cette funeste habitude, et cependant nous n'avons pas le courage d'adresser à nos soldats de bien sanglants reproches.

Quand on réfléchit à l'existence du soldat, à ses privations, au peu de bien-être qui lui incombe, à sa vie d'isolement, aux fatigues qui l'éprouvent, faut-il beaucoup s'étonner qu'aussitôt qu'il pourra échapper à son entourage et à ce qui lui rappelle sans cesse sa condition, il aille demander au cabaret, à la cantine, l'oubli du présent?

Sans doute, il pourrait, en usant sagement de cette distraction, en tirer un avantage plutôt qu'un nconvénient.

Malheureusement, la privation entraîne toujours l'abus.

Si vous reprochez l'ivrognerie à nos soldats, reprochez-la plus encore aux ouvriers des villes et des campagnes qui dissipent trop souvent au cabaret le salaire destiné à nourrir la famille.

Mais que faire pour remédier à cette oisiveté, pour remédier à l'ivrognerie?

Certes, le problème est difficile à résoudre.

Quand même vous auriez amélioré le régime

alimentaire du soldat, quand même vous auriez
donné à sa demeure ce qui lui manque, n'espérez
pas faire disparaître tout ce que ses habitudes peuvent avoir de mauvais.

La vie régimentaire, qui impose la communauté
à un grand nombre d'hommes (nos régiments
d'infanterie représentent la population d'une petite
ville) amène fatalement le bien et le mal.

Si les idées de discipline et d'obéissance,
d'ordre et de propreté, de dévouement et d'abné-
gation au bien public, s'apprennent et se trans-
mettent dans l'armée, de même le goût des plaisirs
y devient contagieux.

Il faut bien avouer que le vieux soldat, habitué
à chercher dans le vin une distraction à ses fatigues ou à son existence monotone, buvant à ses
peines comme à ses joies, entraînera trop souvent
avec lui son compagnon qui débute dans l'armée.

Cette raison a puissamment contribué à discré-
diter l'exonération qui, si elle avait l'avantage de
remédier aux abus du remplacement, avait l'im-
mense inconvénient de remplir l'armée de vieux
serviteurs, usés bien avant l'âge et d'autant plus

disposés à contracter de mauvaises habitudes qu'on avait laissé trop d'argent à leur disposition.

Sous ce rapport, nous considérons la loi militaire nouvelle comme un bienfait, puisqu'elle limite la durée du service actif à 5 ans et qu'elle a supprimé le rengagement avec prime.

### APPLICATION DE L'ARMÉE AUX TRAVAUX PUBLICS.

Nous sommes convaincu qu'on trouverait dans l'application de l'armée aux travaux publics, non seulement un remède radical contre l'oisiveté, mais encore un remède d'une grande valeur contre l'ivrognerie.

Le travail moralise, c'est une vérité élémentaire.

Si on lui donne pour auxiliaire la discipline, il sera encore plus moralisateur.

La mesure, si elle était adoptée, ne serait pas une innovation.

Chez toutes les nations, à toutes les époques, l'armée a pris sa part de certains travaux publics.

A Rome, à dater du règne d'Auguste, les légionnaires, disséminés dans les provinces ou campés aux frontières, furent employés à des travaux de culture, construisirent des canaux et des voies de communication.

Les historiens font mention surtout des travaux exécutés par Auguste et Agrippa dans les Gaules, par Adrien et Sévère en Bretagne.

En Russie, à défaut de bras civils, Pierre I$^{er}$ fit exécuter d'immenses travaux par ses soldats ; aujourd'hui . encore, le czar, qui veut avoir à sa disposition une armée considérable sans mettre obstacle à l'agriculture, au commerce et à l'industrie, utilise ses troupes pour de nouvelles routes.

En Autriche et en Angleterre, des routes et des fortifications ont été construites par l'armée.

En Suède, l'armée se divise en 4 catégories, dont une, l'*indelta* ou armée rurale, est la seule dont nous ayons à parler.

Les militaires de l'indelta sont au nombre de 33,000.

Ils ne touchent pas de solde, mais ils possèdent une quantité considérable de terres qui ont été

reprises à la noblesse par Charles XII et consacrées
à l'entretien d'une armée nationale.

Les soldats de l'indelta cultivent non seulement
ces véritables fiefs militaires avec leurs familles
(le mariage est à peu près obligatoire pour eux),
mais ils peuvent encore être employés à des travaux d'utilité générale, sous la direction du génie
et la surveillance de leurs officiers qui conservent
le commandement.

C'est l'indelta qui a creusé l'important canal
de Gothie.

En France, Henri IV utilisa son armée pour le
creusement du canal de Briare, dans l'intérêt de la
prospérité générale ; pendant 5 années, il y em-
ploya 6,000 hommes.

Sous Louis XIV et Louis XV, l'armée répara
350 places fortes, creusa et combla plusieurs
canaux ; elle entreprit aussi l'aqueduc de
Maintenon.

Les armées de Napoléon Ier qui avaient peu de
loisirs, ont cependant accompli des travaux qui
méritent d'être cités : de 1803 à 1804, travaux
considérables pour la défense de Belle-Isle-en-

15

Mer, sur les rives de l'Océan, surtout au camp de
Boulogne ; un peu plus tard, l'armée travailla aux
fortifications d'Alexandrie, de Palma-Nova, de
Praga, de Modlin, de l'île Walcheren, de Cadix,
de l'île de Léon ; enfin, des ouvrages importants
furent exécutés par nos troupes à Corfou, en
Dalmatie, en Illyrie, à Dresde, à Kœnigstein et à
Hambourg.

Sous la restauration, plusieurs corps de l'armée
furent employés à des travaux en Espagne et en
Grèce.

Le Gouvernement de Louis-Philippe fit d'abord
construire par les troupes les routes stratégiques
de l'Ouest en 1835, 1836 et 1837 ; puis, en 1840,
le pouvoir législatif vota l'exécution de travaux
publics d'une importance hors ligne, les fortifications de Paris.

Enfin, nous avons à citer ce que l'armée a
accompli de considérable dans nos possessions ,
algériennes au point de vue des travaux de toute
nature, au milieu des circonstances les plus pénibles et les plus défavorables.

C'est l'armée qui a reçu la mission de construire

les routes, les ponts, les hôpitaux, les casernes, les bâtiments militaires et les fortifications ; de réparer les édifices et les immeubles appartenant à l'état ; de cultiver, de récolter les fourrages.

La cavalerie elle-même a prêté plus d'une fois ses services à l'agriculture.

L'artillerie a construit de beaux et nombreux ponts, des bâtiments pour son matériel, des magasins, des écuries et des hangars.

Le génie militaire a dirigé constamment avec succès l'exécution de tous ces travaux.

Nous avons emprunté ces détails historiques à une brochure de M. le général Oudinot. (*De l'armée et de son application aux travaux d'utilité publique,* par le lieutenant-général Oudinot, député de Maine-et-Loire, Paris, 1845).

Ce n'est pas ici le lieu de détailler les avantages que la mesure produirait en outre au point de vue économique ; pour apprécier ces avantages, il suffit de les indiquer :

1° Le budget de la guerre absorbe annuellement en moyenne 400 millions de francs.

Si des 400,000 hommes composant l'effectif pour le pied de paix, vous en employez 100,000, 150,000 ou 200,000 à des travaux publics, c'est le quart ou le tiers, et peut-être plus, de la dépense à supprimer.

Il faudrait tenir compte aussi du développement de la richesse publique qui résulterait de tous ces grands travaux exécutés.

2° Les travaux d'une nécessité urgente ou d'un intérêt majeur ne peuvent être exécutés dans un court délai ou sur une large échelle que par des masses d'hommes considérables.

Ainsi, le labeur de l'armée trouverait merveilleusement sa place dans l'achèvement des voies ferrées, l'assainissement des régions encore insalubres, la mise en culture des landes, la fixation des dunes sur le bord de la mer, le reboisement de la France, le gazonnement des montagnes ; dans les travaux contre les inondations, dans les ports, les canaux, les ponts, les routes et principalement les chemins vicinaux, enfin au profit de l'agriculture.

3° Les hommes conserveraient non-seulement

le goût du travail, mais encore leur aptitude professionnelle.

Quelles causes pourraient s'opposer à la mesure que nous proposons?

1° Est-ce la répugnance de l'armée?

Mais les soldats l'accepteraient comme ils l'ont acceptée en Algérie, comme ils acceptent tout ce qui leur est commandé non seulement pour le service militaire, mais encore pour l'intérêt général.

Dans toutes les catastrophes publiques (incendies, innondations), ne voit-on pas toujours au premier rang nos soldats donnant l'exemple de l'activité et du dévouement?

On peut être certain d'ailleurs qu'ils ne seraient nullement insensibles à l'amélioration apportée dans leur position matérielle.

Quant aux officiers, ils comprennent comme tout le monde que le temps des conquêtes est passé et qu'il serait très-honorable, tout en assurant la sécurité du pays, de contribuer au développement de ses richesses et de sa prospérité.

En outre, les officiers et les sous-officiers, qui se

plaignent avec juste raison de l'exiguité de leur retraite, pourraient se ménager pour l'avenir des emplois convenables et avantageux dans ces grands travaux publics.

2° Craint-on que la mesure ne soit nuisible à la subordination et à l'esprit militaire?

Sans doute, les mille détails qui sont imposés aux soldats et qui sont nécessaires pour les tenir ·constamment en haleine devraient être simplifiés; mais les lois de la discipline ne seraient pas pour cela négligées, puisqu'ils resteraient toujours sous le commandement de leurs chefs.

3° Craint-on la concurrence pour l'industrie civile?

Mais il est bien entendu que l'armée ne serait employée qu'aux travaux de grande importance, entrepris hors des centres de population, laissant ainsi dans chaque localité les ouvriers civils à la disposition des particuliers pour les travaux ordinaires.

D'ailleurs, avec l'esprit d'initiative et les besoins nombreux qui caractérisent notre époque, il y aura toujours du travail pour tous, travail auquel

ces conditions nouvelles imprimeraient une activité encore plus grande.

On se plaint avec raison de l'émigration des
campagnes dans les villes : si la mesure avait pour
effet d'amoindrir cette émigration, elle serait un
véritable bienfait.

4° Craint-on de violenter ceux qui n'ont pas
l'habitude des travaux manuels?

Mais personne n'ignore que la plupart de nos
soldats sortent de la campagne ou proviennent de
familles ouvrières des villes.

Quant à ceux qui ont reçu une instruction
libérale, ils ne sont guère nombreux et trouveraient sans peine, dans le travail de bureau
qui est inséparable de toute grande entre-
prise, une occupation mieux appropriée à leurs
goûts.

5° Peut-on employer la cavalerie et les armes
spéciales aux travaux publics?

Nous avouons qu'on ne peut guère distraire le
cavalier, l'artilleur et le soldat du génie de leur
service.

Mais la cavalerie, malgré son importance incontestable, ne peut-elle pas être diminuée dans son effectif ?

C'est une opinion qui a pris racine depuis les dernières guerres, dans lesquelles on n'a pu utiliser que la cavalerie légère.

6° La réduction à 5 années de service actif pour l'infanterie doit-elle modifier nos appréciations?

Nous ne le pensons nullement, puisqu'il est de notoriété que le soldat d'infanterie, surtout en France, apprend très-vite son métier.

Ce qui le prouve, c'est que depuis plusieurs années la 2° partie de chaque contingent annuel, affectée à la réserve et exercée seulement pendant six mois dans les garnisons les plus voisines, peut, au dire des hommes compétents, entrer en campagne au premier appel.

D'ailleurs, il ne faut pas oublier que nos régiments d'Algérie, recevant chaque année les recrues des dépôts, qui ont à peine un an de service, utilisent ces recrues aussi bien que les anciens soldats pour tous les besoins de la vie d'Afrique, qui se plie à toutes les exigences et suffit à tout, comme nous l'avons dit.

Par conséquent, l'infanterie, en France comme en Algérie, peut être employée aux travaux publics, sans perdre pour cela ses habitudes militaires.

Pour le mode d'exécution, la question serait nécessairement à étudier.

On pourrait faire appel à tous les projets, et dans le nombre, une commission d'hommes compétents choisirait celui qui paraîtrait le meilleur et le soumettrait à la sanction de l'expérience.

Pour notre compte, voici le programme que nous proposerions :

Dans les villes de guerre comme dans les villes ouvertes, le service de la place serait réduit au strict nécessaire et pourrait être confié à la garde nationale.

Toute la portion disponible de l'infanterie, c'est-à-dire tout ce qui aurait terminé son instruction ou qui ne serait pas employé aux armées actives, serait à la disposition de l'état ou des grandes compagnies pour les travaux décrétés.

Les troupes désignées pour exécuter un travail

15*

s'établiraient sur les lieux, sous la tente ou sous des baraques.

La direction du travail serait donnée aux officiers du génie militaire ou aux ingénieurs civils, mais les soldats resteraient sous les ordres directs de leurs officiers.

Chaque régiment serait réuni autant que possible ou fractionné dans les plus étroites limites, afin que la surveillance et l'autorité du chef de corps pussent toujours s'exercer facilement.

La compagnie ne serait jamais fractionnée.

Une fois par semaine, le jeudi par exemple, la journée serait employée à l'entretien des armes et de l'habillement militaire, et à des manœuvres ou exercices.

Le dimanche serait entièrement consacré au repos.

Une fois par mois, revue du chef de corps pour le régiment ou les divers détachements.

Le prix et les conditions du travail seraient arrêtés par des délégués du ministre de la guerre et des travaux publics ou des compagnies.

La permission de se marier ne serait accordée

aux soldats et sous-officiers qu'exceptionnellement.

Au point de vue de l'hygiène proprement dite, l'application de l'armée aux travaux publics aurait encore des avantages très-précieux.

Le soldat employé à des travaux extérieurs bénéficierait d'abord des avantages de la vie au grand air, et échapperait par la même raison aux inconvénients d'un air vicié.

En second lieu, il ferait usage d'une nourriture plus abondante et plus variée, qui se traduirait par une amélioration sensible dans la nutrition.

En temps de guerre, combien de pareils hommes deviendraient plus aptes à supporter les fatigues et les privations !

A défaut du remède radical que nous venons d'indiquer contre l'oisiveté et l'ivrognerie, voyons le remède palliatif.

Personne n'ignore tout ce qu'a tenté l'autorité militaire pour suppléer à l'insuffisance ou à l'absence totale d'instruction, si nombreuse encore dans l'armée.

La statistique du recrutement nous apprend qu'aujourd'hui encore on trouve une proportion de 28 pour cent parmi les conscrits ne sachant ni lire ni écrire; dans certains départements, cette proportion est de 75 %.

Les écoles régimentaires ont fait les plus louables efforts pour combler cette lacune, et cependant elles n'ont donné que des résultats incomplets.

Nous avons à peine besoin de dire qu'avec l'instruction la moralité du soldat augmenterait.

Depuis deux ans, on s'occupe sérieusement en France d'organiser dans les villes et les villages des cours d'adultes.

Le succès a été considérable déjà, et si cette voie peut être continuée, on est en droit d'affirmer qu'elle amènera une transformation considérable et que l'ouvrier, s'élevant par l'intelligence et le savoir, épurera ses mœurs.

Ce qu'on entreprend pour la classe ouvrière, pour la classe agricole, ne peut-il à plus forte raison être tenté pour notre armée ?

## CONFÉRENCES.

Il serait donc facile d'utiliser les longues soirées d'hiver dans nos casernes par des conférences faites, soit par des officiers du corps, soit par des professeurs civils que l'on trouverait sans peine.

Afin d'assurer le succès de la mesure, les conférences seraient obligatoires, mais les encouragements sous toutes les formes, y compris l'avancement pour les plus méritants, seraient donnés.

Un officier général serait chargé d'inspecter toute l'armée au point de vue de l'enseignement et imprimerait à ce service une activité réelle.

## BIBLIOTHÈQUES.

L'établissement de conférences faites à nos soldats entraînerait celui d'une bibliothèque, dans laquelle ils trouveraient à repasser ce qu'ils auraient entendu, à puiser le goût du bon et du beau ; en même temps, des journaux choisis, des revues, seraient à la disposition des lecteurs.

En conséquence, on affecterait dans la caserne une vaste salle aux conférences ; une autre pièce, servant aux journaux et aux livres, serait à la disposition des hommes pendant les heures laissées disponibles par le service.

## JEUX.

Enfin il serait possible et certainement utile d'installer quelques jeux, et de préférence ceux qui sont de nature à fortifier le système musculaire.

## SUPPRESSION DES CANTINES.

Que dire des cantines ?

En route, en campagne, les cantinières sont d'une utilité réelle : souvent elles suppléent à l'insuffisance des provisions ; puis, nous devons dire à leur louange que la plupart font preuve de dévouement, à ce point que quelques-unes d'entre elles ont reçu la médaille militaire et même la croix de la légion d'honneur pour leur conduite courageuse au milieu des blessés.

Dans tous les corps, elles sont obligées de nourrir les sous-officiers à prix réduit : c'est un véritable service qu'elles rendent au régiment.

Mais d'autre part, la cantine est un débit de liquides ouvert à toute heure et à tout venant ; le soldat y va sans se déranger, dans toutes les tenues ; c'est la cantine qui lui a donné l'habitude si fâcheuse de boire de l'eau-de-vie à jeun.

Nous pensons donc que les cantines entraînent plus d'inconvénients qu'elles ne procurent d'avantages, et nous proposerions de les supprimer. Si l'on tient à avoir des cantinières en campagne, il sera toujours possible de décider un soldat marié à emmener sa femme avec lui.

## 2° SYPHILIS.

Si les affections syphilitiques sont encore trop fréquentes dans l'armée, il ne faut s'en prendre qu'à la force des choses, à la vie d'isolement du soldat, aux entraînements qu'il subit.

L'autorité militaire a pris toutes les mesures pour atténuer autant que possible les inconvénients de la syphilis.

Ainsi, il est expressément recommandé au soldat de déclarer au médecin sa maladie dans le plus bref délai possible, sous peine de punition.

Tous les mois, les caporaux et soldats subissent une visite de santé.

Enfin, la maison publique est dénoncée au commissaire de police quand un militaire déclare y avoir contracté l'affection dont il est atteint.

Peut-on faire plus?

La chose nous paraît difficile.

Si, avec les moyens employés pour occuper d'une manière agréable et utile les loisirs de nos soldats, on parvient à diminuer l'ivrognerie, il est certain que les affections dont il s'agit diminueront dans la même proportion, car il est de notoriété pour le médecin militaire que le cabaret est presque toujours une première étape qui conduit à une seconde, la maison publique.

### 3° CÉLIBAT.

Faut-il permettre le mariage aux soldats sous les drapeaux ?

Si on ne consultait que les intérêts de la morale et de l'hygiène, la réponse serait grandement pour l'affirmative.

Car il est certain que l'ivrognerie et les autres excès seraient d'autant amoindris et que, nos soldats joignant aux habitudes de la discipline les habitudes de la famille, notre armée pourrait servir d'exemple.

Mais, il faut toujours se rappeler que l'armée n'est créée qu'en vue de la guerre et que le soldat en campagne, s'il laissait une famille derrière lui, n'aurait pas le calme d'esprit nécessaire pour supporter les épreuves qui lui sont imposées.

Puis, en tout temps ces familles auraient en partage la misère.

Nous pensons donc que, malgré les hautes considérations morales qui militent en faveur du mariage, il sera toujours nécessaire de faire du célibat la règle de l'armée.

## 4° ENFANTS DE TROUPE.

Dans une brochure récente, attribuée à l'un de nos généraux de division les plus distingués, l'auteur demande que tous les enfants de troupe soient enlevés aux régiments et réunis dans un établissement unique, où ils recevraient une instruction appropriée à leur famille et à leurs facultés.

On comprend l'avantage considérable que ces enfants retireraient de ce nouveau mode d'éducation, qui leur permettrait un système suivi d'instruction, au lieu de ces études continuellement suspendues et modifiées par les changements de garnison.

Leur éducation morale surtout aurait à y gagner considérablement.

En effet, malgré tous les soins qu'on apporte dans les corps à séparer les enfants des soldats, il est impossible d'éviter certain contact; même avec un isolement complet, la caserne est un milieu peu convenable pour des enfants.

S'ils étaient réunis dans un seul établissement, ils ne seraient en contact qu'avec des maîtres, des surveillants, des aumôniers.

L'adjonction de sœurs de charité remplacerait les soins de la famille dont ces enfants sont privés.

# V

## ENSEIGNEMENT DE L'HYGIÈNE DANS L'ARMÉE.

# V

ENSEIGNEMENT DE L'HYGIÈNE DANS L'ARMÉE.

Si les conférences étaient adoptées pour l'armée, nous pensons qu'il serait utile de consacrer quelques séances à des notions élémentaires d'hygiène.

Indiquer au soldat, les conditions au milieu desquelles il contracte des indispositions ou des maladies, les précautions qu'il lui suffirait de prendre pour en éviter un certain nombre; lui donner des conseils sur sa nourriture, ses boissons, ses plaisirs même, ne serait-ce pas lui rendre un véritable service?

Pour l'officier, qui assume en temps de paix,

mais surtout en temps de guerre, une si grande responsabilité, ne serait-il pas plus utile encore de lui inculquer quelques notions d'hygiène ?

Aussi, indépendamment d'un cours officiel que nous voudrions voir installer à l'école de Saint-Cyr, nous pensons qu'il serait bon de donner à tous les officiers de l'armée les mêmes notions, et cela au moyen de quelques conférences faites dans chaque régiment.

# VI

## CONCLUSION.

# VI

## CONCLUSION.

Nous n'avons pas la prétention de croire que l'on peut remédier complètement aux inconvénients et aux abus de la vie militaire, c'est-à-dire de la vie livrée à toutes les vicissitudes, à tous les hasards et à toutes les tentations.

Mais nous croyons fermement que l'amélioration du régime alimentaire, l'amélioration du chauffage, l'habitude des bains, l'institution de conférences et de bibliothèques, sans parler de l'application de l'armée aux travaux publics, donneraient des résultats d'une importance considérable.

Nous ne craignons pas surtout d'affirmer que la question d'alimentation a un caractère d'urgence.

Nous savons aussi qu'il ne suffit pas d'une voix isolée pour déterminer l'autorité compétente à adopter des mesures nouvelles et d'une sérieuse importance.

Mais, comme nous sommes fermement convaincu que plusieurs de nos idées sont partagées par la plupart des médecins militaires et par un grand nombre d'officiers et de chefs de corps, notre but est de provoquer la discussion et l'examen d'une question, dont nul ne songera, sans doute, à contester l'importance et l'opportunité.

# TABLEAU COMPARÉ DU RÉGIME ALIMENTAIRE DANS LES ARMÉES D'EUROPE.

| NATION. | PAIN. | | VIANDE. | | LÉGUMES. | | PÂTES. | POISSON. | CONDIMENTS. | | CAFÉ. | | BOISSON ALIMENTAIRE. | | ARGENT DE POCHE. | | OBSERVATIONS. |
|---|---|---|---|---|---|---|---|---|---|---|---|---|---|---|---|---|---|
| | EN PAIX. | EN GUERRE. | EN PAIX. | EN GUERRE. | EN PAIX. | EN GUERRE. | EN PAIX. EN GUERRE. | EN PAIX. | EN PAIX. | EN GUERRE. | EN PAIX. EN GUERRE. | | EN PAIX. | EN GUERRE. | EN PAIX. | EN GUERRE. | |

# TABLE

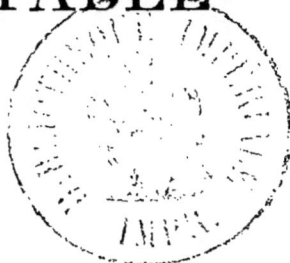

# TABLE

~~⟨∽⟩~~

## CHAPITRE I.

## CHAPITRE II.

# CHAPITRE III.

## CHAPITRE IV.

# CHAPITRE V.

# CHAPITRE VI.

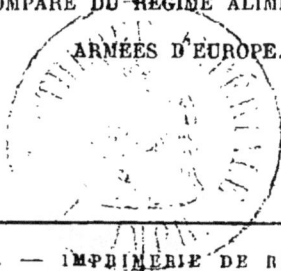

CAMBRAI. — IMPRIMERIE DE RÉGNIER-FAREZ.

CAMBRAI. — IMPRIMERIE DE RÉGNIER-FAREZ.